中醫典藏真本叢刊

傷寒論

（影印校勘本）

〔漢〕張仲景　述
張永泰　校訂

全國百佳圖書出版單位
中國中醫藥出版社
北京

圖書在版編目（CIP）數據
傷寒論：影印校勘本 /（漢）张仲景述；張永泰校訂 .—北京：中國中醫藥出版社，2023.12
（中醫典藏真本叢刊）
ISBN 978-7-5132-8299-4

Ⅰ.①傷…　Ⅱ.①張…　②張…　Ⅲ.①《傷寒論》Ⅳ.① R222.2

中國國家版本館 CIP 數据核字（2023）第 130432 號

中國中醫藥出版社出版
北京經濟技術開發區科創十三街 31 號院二區 8 號樓
郵政編碼　100176
傳真　010-64405721
天津圖文方嘉印刷有限公司印刷
各地新華書店經銷

開本 710×1000　1/16　印張 31.25　字數 314 千字
2023 年 12 月第 1 版　2023 年 12 月第 1 次印刷
書号　ISBN 978-7-5132-8299-4

定價　128.00 元
網址　www.cptcm.com

服務熱線　010-64405510
購書熱線　010-89535836
維權打假　010-64405753

微信服務號　zgzyycbs
微商城網址　https://kdt.im/LIdUGr
官方微博　http://e.weibo.com/cptcm
天猫旗艦店網址　https://zgzyycbs.tmall.com

如有印裝品質問題請與本社出版部聯繫（010-64405510）

内容提要

《傷寒論》爲東漢末（200–219）張仲景撰，是繼《黄帝内經》《難經》之後中醫經典著作，全書系統總結了漢以前醫學成就，開創了理法方藥賅備的中醫辨證論治理論體系。古今醫家對本書推崇備至，奉爲圭臬，稱之爲「啟萬事之法程，誠醫門之聖書」。

全書共十卷。卷一爲辨脉法、平脉法；卷二爲傷寒例、辨痓濕暍病脉證、辨太陽病脉證并治上；卷三至卷六分述六經病脉證并治；卷七至卷十分述辨霍亂、陰陽易及汗吐下諸可諸不可脉證并治。

本書系統地總結了東漢以前的醫學發展成就，創立了融理法方藥爲一體的六經辨證理論體系，揭示了外感與雜病的辨證論治規律，出神入化地展示了汗、吐、下、和、温、清、補、消八法辨證運用的精彩範例，創制了湯、丸、散等卓有成效的不同劑型的方劑113方（缺1方），後世譽爲「方書之祖」。全書立法謹嚴，主治精准，用藥精

當，配伍有度，加減靈活，療效卓著，理法方藥賅備，故被後世尊爲「經方」，視爲臨證圭臬。《傷寒論》一書以其輝煌的醫學成就和療效卓著的臨床價值爲歷代醫家視爲研習中醫必讀經典之作，長期以來，一直有效地指導着臨床實踐，千載不衰，歷久彌新。爲發皇仲景學説，我們特選明趙開美摹宋復刻本爲底本影印出版。爲便於廣大讀者研習，我們廣泛汲取了當代《傷寒論》校勘成果，對書中脱漏、倒置、衍文、訛誤等進行校勘，因此，本書既保持了宋版《傷寒論》的原貌，具有珍貴的文獻版本價值，又體現了當今的校勘成果，是學習研究《傷寒論》必備的最佳版本。

出版者的话

中醫典籍是中華民族文化寶庫中之瑰寶，其源遠流長，傳千載而不衰，統百世而未墜，在中醫學術發展的歷史長河裏，發揮了不可替代的關鍵作用。

爲保護中醫文化遺產，傳承中醫學術，弘揚中華民族醫藥文化，促進中醫藥事業繁榮與發展，我們特推出《中醫典藏真本叢刊》以饗讀者。

本書收選的原則：一是版本最精、品相最佳的珍本、善本；二是具有代表性和重要性的中醫經典之作；三是具有學術研究和文獻收藏價值的珍貴典籍。在所選版本中不乏珍稀的宋版和元版典籍。我們以「繼絶存真，傳本揚學」爲宗旨，使這些經典的珍稀之作，從圖書館深藏的版本室裏擺上學者的書案，便於研讀，爲學界所用，爲大眾所共用，即可免去使用善本時去圖書館奔波查閲之苦，也可免去使用現代校點本時發生的以訛傳訛之害。正如清嘉慶時著名版本學家、校勘學家顧千里所感歎：「宋元本距今遠者八百餘年，近者不足五百年，而天壤間乃已萬不一存。」故而呼籲：「舉斷

不可少之書而墨之，勿失其真，是縮今日爲宋元也，是緩千百年爲今日也。」

由於中醫典籍在流傳中，難免有缺殘、蠹蝕、漫漶之處，或脱漏、倒置、衍文、訛誤等，爲便於閱讀，我們在廣泛汲取當代中醫文獻學、校勘學等方面的研究成果進行了校勘，以便研讀時參考。本書既有珍稀的版本學價值，又是難得的經典範本，是學習和研究中醫經典必備的最佳讀本。

中國中醫藥出版社

二〇二三年六月

校訂説明

《傷寒論》，漢·張機（字仲景）撰，是中國醫學史上具有劃時代意義的傳世經典著作，是一部開創中醫辨證論治臨床醫學之先河的奠基之作，對中國醫學的發展作出了重要貢獻，稱其是「啟萬世之法程，誠醫門之聖書」，後世尊稱張仲景爲「醫聖」。

成書後由於戰火連年，撰訖不久即散亂於世。後經晉代王叔和整理、北宋校正醫書局林億等人編校而成。本次整理是以影印并加校勘的形式，在保留珍贵的版本价值的同时，精选现代《伤寒论》文献研究成果，供研习者参考。

一、底本與校本

1. 底本：本書是以明趙開美摹宋刻本爲底本。

2. 校本：《金匱玉函經》（簡稱《玉函》），人民衛生出版社影印本；《注解傷寒論》，人民衛生出版社影印本；《脉經》，元廣勤書堂本；《諸病源候論》（簡稱《病源》），人民衛生出版社影印本；《備急千金要方》（簡稱《千金要方》），人民衛生出版社影印

本；《千金翼方》，人民衛生出版社影印本；《外臺秘要》（簡稱《外臺》），人民衛生出版社影印本；《太平聖惠方》（簡稱《聖惠方》），人民衛生出版社排印本）。

二、校勘

1. 遵照對校、本校、他校、理校四法進行必要的校勘，以對校爲主，慎用理校，以免破壞原文原義。

2. 漫漶不清處以虛缺號「□」表示。原書古字、異體字、俗寫字不予校勘。通假字、避諱字首見出校勘記。

3. 所校内容能夠明確判斷存有誤、脱、衍、倒等錯誤的撰寫校勘記；對版本異同及存疑待考的以保持原貌爲主，如有研習參考價值的在校勘記中予以説明。

三、本書整理中主要參考的著作有：劉渡舟主編《傷寒論校注》（人民衛生出版社 2013 年版），郭靄春、王玉興編著《傷寒論校注語譯》（中國中醫藥出版社 2021 年版）等著作。

四、爲便於查閲，原書總目和分目分别標注頁碼，書後附有方劑索引。

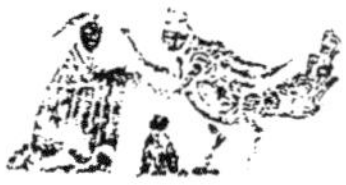

刻仲景全書序

歲乙未。吾邑疫癘大作。予家臧獲率六七就枕席。吾吳和緩明卿沈君南昉在海虞。藉其力而起死亡殆徧。予家得大造于沈君矣。不知沈君操何術而若斯之神。因詢之。君曰。予豈探龍藏秘典剖青囊奧旨而神斯也哉。特于仲景之傷寒論窺一斑兩斑耳。予曰。吾聞

是書于家大夫之日久矣。而書肆間絕不可得。君曰予誠有之。予讀而知其為成無已所解之書也。然而魚亥不可正。句讀不可離矣。已而構得數本字為之正。句為之離。補其脫略。訂其舛錯。沈君曰是可謂完書。仲景之忠臣也。予謝不敏。先大夫命之爾。其板行。斯以惠厥同胞。不肖孤曰惟惟。沈君曰。金匱要略仲景

治雜證之秘也。盍并刻之。且見古人攻擊補瀉緩急調停之心法。先大夫曰小子識之。不肖孤曰徹哉。既合刻則名何從。先大夫曰可哉。命之名仲景全書。既刻已。復得宋板傷寒論焉。予曩固知成注非全文。及得是書。不啻拱璧。轉卷間而後知成之荒也。因復并刻之。所以承先大夫之志歟。又故紙中檢得傷

寒類證三卷。所以櫽括仲景之書。去其煩而歸之簡。聚其散而彙之一。其于病證脈方若標月指之明且盡。仲景之法于是粲然無遺矣。乃并附于後。予曰是象夫世之人向敵不得盡命而死也。夫仲景殫心思于軒岐。辨證候于絲髮。著為百十二方。以全民命。斯何其仁且愛而躋一世于仁壽之域也。乃今之業醫者舍本逐

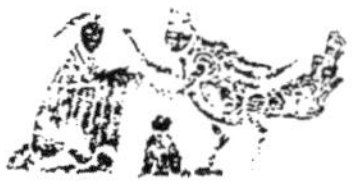

末。超者曰東垣。局者曰丹溪已矣。而衆稱高識者則玉機微義是宗。若素問若靈樞若玄珠密語則嘗爲茫乎而不知旨歸。而語之以張仲景劉河間幾不能知其人與世代猶靦然曰吾能已病足矣。奚高遠之是務。且于今之讀軒岐書者。必加誚曰。是夫也徒讀父書耳。不知兵變已。夫不知變者世誠有之。㠯其

變之難通而遂棄之者。是猶食而咽也去食以求養生者哉。必且不然矣。則今因是書之刻。烏知不為肉食者大嗤乎。說者謂陸宣公達而以奏疏醫天下。窮而聚方書以醫萬民。吾子固悠然有世思哉。予曰不不。是先大夫之志也。先大夫固嘗以奏疏醫父子之倫。醫朋黨之漸。醫東南之民瘼。以直言敢諫

醫諂諛者之膏肓。故讀之日多。違之日少。而是書之刻也其先大夫宣公之志與。今先大夫歿垂四年而書成。先大夫處江湖退憂之心蓋與居廟堂進憂之心同一無窮矣。客曰子實為之而以為先公之志。殆所謂善則稱親歟。不肖孤曰不不。是先大夫之志也。

萬曆己亥三月穀旦。海虞清常道

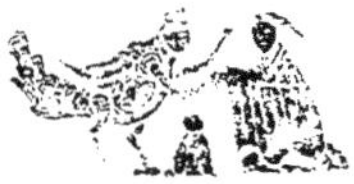

人趙開美序。

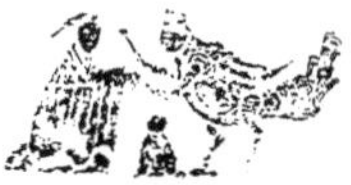

傷寒論序

夫傷寒論蓋祖述大聖人之意諸家莫其倫擬故晉皇甫謐序甲乙鍼經云伊尹以元聖之才撰用神農本草以為湯液漢張仲景論廣湯液為十數卷用之多驗近世太醫令王叔和撰次仲景遺論甚精皆可施用是仲景本伊尹之法伊尹本神農之經得不謂祖述大聖人之意乎張仲景漢書無傳見名醫錄云南陽人名機仲景乃其字也舉孝廉官至長沙太守始受術於同郡張伯祖時人言識用精微過其師所著論其言精而奥其法簡而

詳。非淺聞寡見者所能及。自仲景于今八百餘年。惟王叔和能學之。其間如葛洪陶景胡洽徐之才孫思邈輩。非不才也。但各自名家。而不能脩明之。開寶中。節度使高繼沖曾編錄進上。其文理舛錯。未嘗考正。歷代雖藏之書府。亦闕於讎校。是使治病之流。舉天下無或知者。國家詔儒臣校正醫書。臣奇續被其選。以為百病之急。無急於傷寒。今先校定張仲景傷寒論十卷。總二十二篇。證外合三百九十七法。除複重。定有一百一十二方。今請頒行。太子右贊善大夫臣高保衡尚書屯田員外郎

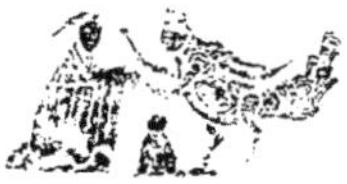

臣孫奇尚書司封郎中祕閣校理臣林億等謹上

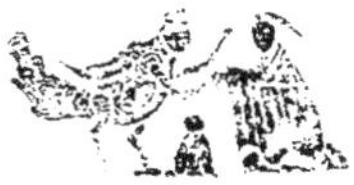

傷寒卒病論集

論曰余每覽越人入虢之診望齊侯之色未嘗不慨然歎其才秀也怪當今居世之士曾不留神醫藥精究方術上以療君親之疾下以救貧賤之厄中以保身長全以養其生但競逐榮勢企踵權豪孜孜汲汲惟名利是務崇飾其末忽棄其本華其外而悴其内皮之不存毛將安附焉卒然遭邪風之氣嬰非常之疾患及禍至而方震慄降志屈節欽望巫祝告窮歸天束手受敗賫百年之壽命持至貴之重器委付凡醫恣其所措咄嗟嗚呼厥身

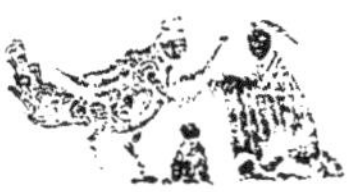

已斃神明消滅變為異物幽潛重泉徒為啼泣痛夫舉世昏迷莫能覺悟不惜其命若是輕生彼何榮勢之云哉而進不能愛人知人退不能愛身知已遇災值禍身居厄地蒙蒙昧昧惷若遊魂哀乎趨世之士馳競浮華不固根本忘軀徇物危若冰谷至於是也余宗族素多向餘二百建安紀年以來猶未十稔其死亡者三分有二傷寒十居其七感往昔之淪喪傷橫夭之莫救乃勤求古訓博采衆方撰用素問九卷八十一難陰陽大論胎臚藥錄并平脈辨證為傷寒雜病論合十六卷雖未能

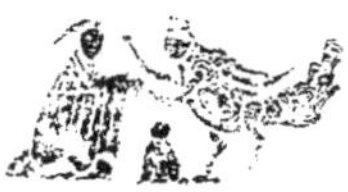

盡愈諸病庶可以見病知源若能尋余所集思過
半矣夫天布五行以運萬類人稟五常以有五藏
經絡府俞陰陽會通玄冥幽微變化難極自非才
高識妙豈能探其理致哉上古有神農黃帝岐伯
伯高雷公少俞少師仲文中世有長桑扁鵲漢有
公乘陽慶及倉公下此以往未之聞也觀今之醫
不念思求經旨以演其所知各承家技終始順舊
省疾問病務在口給相對斯須便處湯藥按寸不
及尺握手不及足人迎趺陽三部不參動數發息
不滿五十短期未知決診九候曾無髣髴明堂闕

庭盡不見察。所謂窺管而已。夫欲視死別生。實為難矣。孔子云。生而知之者上。學則亞之。多聞博識。知之次也。余宿尚方術。請事斯語。

醫林列傳

張機

張機字仲景。南陽人也。受業於同郡張伯祖。善於治療。尤精經方。舉孝廉官至長沙太守。後在京師爲名醫。於當時為上手。以宗族二百餘口建安紀年以来未及十稔。死者三之二。而傷寒居其七。乃著論二十二篇。證外合三百九十七法。一百一十二方。其文辭簡古奥雅。古今治傷寒者未有能出其外者也。其書為諸方之祖。時人以為扁鵲倉公無以加之。故後世稱為醫聖。

王叔和

王叔和高平人也。性度沉靜。博好經方。尤精診處。洞識養生之道。深曉療病之源。採摭羣論撰成脉經十卷。敘陰陽表裏。辨三部九候。分人迎氣口神門。條十二經二十四氣奇經八脉。五藏六府三焦四時之痾纖悉備具。咸可按用。凡九十七篇。又次張仲景方論為三十六卷。大行於世。

成無已

成無已聊攝人。家世儒醫。性識明敏。記問該博。譔述傷寒。義皆前人未經道者。指在定體分形析證。

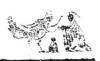

若同而異者明之。似是而非者辨之。古今言傷寒者祖張仲景。但因其證而用之。初未有發明其意義。成無已博極研精。深造自得。本難素靈樞諸書以發明其奧。因仲景方論以辨析其理。極表裏虛實陰陽死生之説。究藥病輕重去取加減之意。眞得長沙公之旨趣。所著傷寒論十卷。明理論三卷。論方一卷。大行於世。

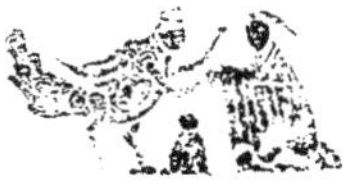

國子監

准　尚書禮部元祐三年八月八日符。元祐三年八月七日酉時准　都省送下當月六日

勑中書省勘會。下項醫書册數重大。紙墨價高。民間難以買置。八月一日奉

聖旨令國子監別作小字雕印。内有浙路小字本者。令所屬官司校對。別無差錯。即摹印雕版。並候了日。廣行印造。只收官紙工墨本價。許民間請買。仍送諸路出賣。奉

勑如右牒到奉行。前批　八月七日未時付禮部施

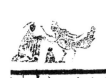

行。續准禮部符元祐三年九月二十日准

都省送下當月十七日

勑中書省尚書省送到國子監狀。據書庫狀。准

朝旨雕印小字傷寒論等醫書出賣。契勘工錢。約

支用五千餘貫。未委於是何官錢支給應副使用。

本監比欲依雕四子等體例。於書庫賣書錢內借

支。又緣所降

朝旨。候雕造了日令只收官紙工墨本價。即別不

收息。慮日後難以撥還。欲乞

朝廷特賜應副上件錢數支使。候指揮尚書省勘

當。欲用本監見在賣書錢。候將来成書出賣。每部只收息壹分。餘依元降指揮。奉
聖旨依國子監主者。一依
勑命。指揮施行。
治平二年二月四日
進呈。奉
聖旨鏤版施行。
朝奉郎守太子右贊善大夫同校正醫書飛騎尉賜緋魚袋臣高保衡
宣德郎守尚書都官員外郎同校正醫書騎

都尉臣孫奇

朝奉郎守尚書司封郎中充祕閣校理判登

聞檢院護軍賜緋魚袋臣林億

翰林學士朝散大夫給事中知制誥充史館修

撰宗正寺脩玉牒官兼判太常寺兼禮儀

事兼判祕閣祕書省同提舉集禧觀公事

兼提舉校正醫書所輕車都尉汝南郡開

國侯食邑一千三百户賜紫金魚袋臣范

鎮

推忠協謀佐理功臣金紫光祿大夫行尚書吏部侍郎參知政事柱國天水郡開國公食邑三千户食實封八百户臣趙槩

推忠協謀佐理功臣金紫光祿大夫行尚書吏部侍郎參知政事柱國樂安郡開國公食邑二千八百户食實封八百户臣歐陽脩

推忠協謀同德佐理功臣特進行中書侍郎兼户部尚書同中書門下平章事集賢殿大學士上柱國廬陵郡開國公食邑七千一百户食實封二千二百户臣曾公亮

推忠協謀同德守正佐理功臣開府儀同三司
行尚書右僕射兼門下侍郎同中書門下
平章事昭文館大學士監脩國史兼譯經
潤文使上柱國衛國公食邑一萬七百户
食實封三千八百户臣韓琦

知兗州録事參軍監國子監書庫臣郭直卿
奉議郎國子監主簿雲騎尉臣孫準
朝奉郎行國子監丞上騎都尉賜緋魚袋臣
何宗元

朝奉郎守國子司業輕車都尉賜緋魚袋臣
豐稷
朝請郎守國子司業上輕車都尉賜緋魚袋
臣盛僑
朝請大夫試國子祭酒直集賢院兼徐王府
翊善護軍臣鄭穆
中大夫守尚書右丞上輕車都尉保定縣開國
男食邑三百户賜紫金魚袋臣胡宗愈
中大夫守尚書左丞上護軍太原郡開國矦食

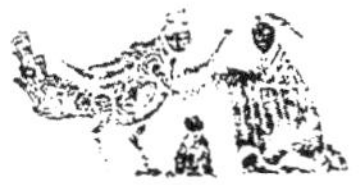

邑一千八百户食實封二百户賜紫金魚
袋臣王存
中大夫守中書侍郎護軍彭城郡開國侯食邑
一千一百户食實封二百户賜紫金魚袋
臣劉摯
正議大夫守門下侍郎上柱國樂安郡開國公
食邑四千户食實封九百户臣孫固
太中大夫守尚書右僕射兼中書侍郎上柱國
高平郡開國侯食邑一千六百户食實封
五百户臣范純仁

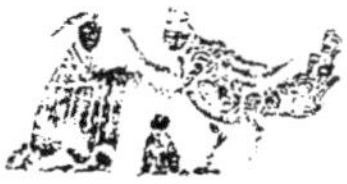

太中大夫守尚書左僕射兼門下侍郎上柱國
汲郡開國公食邑二千九百户食實封六
百户臣吕大防

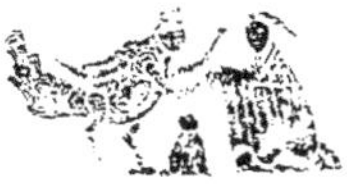

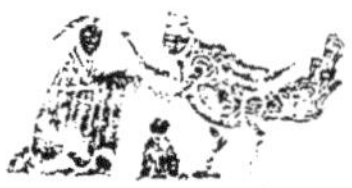

仲景全書目録

翻刻宋板傷寒論全文

卷第一〔一〕

辨脉法〔一〕　平脉法〔一五〕

卷第二〔三一〕

傷寒例〔三一〕　辨痓濕暍脉證〔四七〕

辨太陽病脉證并治上〔五〇〕

卷第三〔七一〕

辨太陽病脉證并治中〔七一〕

卷第四〔一三一〕

辨太陽病脉證并治下〔一三一〕

卷第五〔一七三〕

辨陽明病脉證并治〔一七三〕

辨少陽病脉證并治〔二一二〕

卷第六〔二一七〕

辨太陰病脉證并治〔二一七〕

辨少陰病脉證并治〔二二一〕

辨厥陰病脉證并治〔二四二〕

卷第七〔二六五〕

辨霍亂病脉證并治〔二六五〕

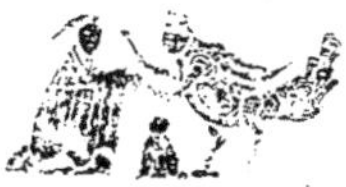

辨陰陽易差病脉證并治〔二七二〕
辨不可發汗病脉證并治〔二七七〕
辨可發汗病脉證并治〔二八四〕
卷第八〔三一三〕
辨發汗後病脉證并治〔三一三〕
辨不可吐〔三三七〕
辨可吐〔三三九〕
卷第九〔三四一〕
辨不可下病脉證并治〔三四一〕
辨可下病脉證并治〔三五八〕
卷第十〔三八七〕

辨發汗吐下後病脉證并治〔三八七〕

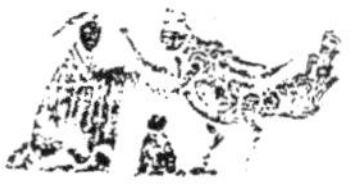

卷第一　無方〔一〕
辨脈法〔一〕
平脈法〔一五〕
卷第二　方六道〔三一〕
傷寒例〔三一〕
辨痓濕暍脈證〔四七〕
辨太陽病脈證并治上〔五〇〕
桂枝湯〔五六〕　桂枝二越婢一湯〔六五〕
甘草乾薑湯〔六八〕　芍藥甘草湯〔六八〕
調胃承氣湯〔六九〕　四逆湯〔六九〕

卷第三　方二十七道〔七一〕

辨太陽病脉證并治中〔七一〕

葛根湯〔八六〕　葛根黄芩黄連湯〔八八〕

麻黄湯〔八九〕　大青龍湯〔九〇〕

小青龍湯〔九三〕　乾薑附子湯〔九九〕

麻黄杏仁甘草石膏湯〔一〇〇〕

桂枝甘草湯〔一〇一〕

茯苓桂枝甘草大棗湯〔一〇一〕

厚朴生薑半夏甘草人參湯〔一〇二〕

茯苓桂枝白朮甘草湯〔一〇二〕

芍藥甘草附子湯〔一〇三〕 茯苓四逆湯〔一〇三〕
五苓散〔一〇五〕 茯苓甘草湯〔一〇五〕
梔子豉湯〔一〇七〕 梔子厚朴湯〔一〇九〕
梔子乾薑湯〔一〇九〕 小柴胡湯〔一一四〕
小建中湯〔一一六〕 大柴胡湯〔一一八〕
桃核承氣湯〔一二〇〕 柴胡加龍骨牡蠣湯〔一二一〕
救逆湯〔一二三〕
桂枝甘草龍骨牡蠣湯〔一二六〕
抵當湯〔一二九〕 抵當丸〔一三〇〕

卷第四 方一十九道〔一三一〕

辨太陽病脉證并治下（一三一）

大陷胸丸（一四一）　大陷胸湯（一四三）

小陷胸湯（一四五）　文蛤散（一四七）

白散（一四七）　柴胡桂枝乾薑湯（一五一）

半夏瀉心湯（一五三）　十棗湯（一五四）

大黄黄連瀉心湯（一五五）　赤石禹餘粮湯（一五九）

旋伏代赭湯（一六〇）　桂枝人參湯（一六一）

瓜蔕散（一六二）　黄芩湯（一六五）

黄連湯（一六六）　桂枝附子湯（一六七）

甘草附子湯（一六八）　白虎湯（一六九）

炙甘草湯〔一七〇〕
方十道〔一七三〕

卷第五

辨陽明病脉證并治〔一七三〕
大承氣湯〔一九〇〕 小承氣湯〔一九一〕
豬苓湯〔一九七〕 蜜煎導方〔二〇一〕
豬膽汁方〔二〇二〕 茵蔯蒿湯〔二〇三〕
吳茱萸湯〔二〇六〕 麻人丸〔二〇八〕
梔子蘗皮湯〔二一一〕 麻黃連軺赤小豆湯〔二一一〕
辨少陽病脉證并治〔二一二〕
方二十道〔二一七〕

卷第六

辨太陰病脉證并治〔二一七〕

辨少陰病脉證并治〔二二一〕

麻黄附子細辛湯〔二二九〕　麻黄附子甘草湯〔二三〇〕

黄連阿膠湯〔二三〇〕　附子湯〔二三一〕

桃花湯〔二三二〕　猪膚湯〔二三三〕

甘草湯〔二三三〕　桔梗湯〔二三四〕

苦酒湯〔二三四〕　半夏散及湯〔二三五〕

白通湯〔二三五〕　白通加猪膽汁湯〔二三六〕

真武湯〔二三七〕　通脉四逆湯〔二三七〕

四逆散〔二三八〕

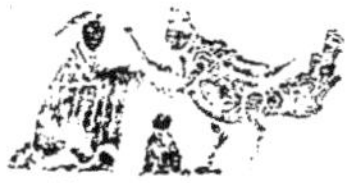

辨厥陰病脉證并治（二四二）

烏梅丸（二四九） 當歸四逆湯（二五二）

麻黄升麻湯（二五六）

乾薑黄芩黄連人參湯（二五七）

白頭翁湯（二五九）

卷第七

方五道（二六五）

辨霍亂病脉證并治（二六五）

理中丸 理中湯附（二六九）

辨陰陽易差病脉證并治（二七二）

燒裩散（二七四） 枳實梔子湯（二七四）

牡蠣澤瀉散〔二七五〕　竹葉石膏湯〔二七六〕

辨不可發汗病脉證并治〔二七七〕

辨可發汗病脉證并治〔二八四〕

卷第八　無方〔三一三〕

辨發汗後病脉證并治〔三一三〕

辨不可吐〔三三七〕

辨可吐〔三三九〕

卷第九　無方〔三四一〕

辨不可下病脉證并治〔三四一〕

辨可下病脉證并治〔三五八〕

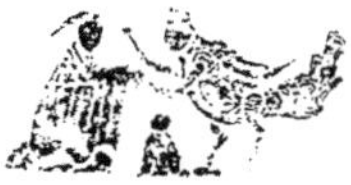

卷第十　無方〔三八七〕

辨發汗吐下後病脉證并治〔三八七〕

此下二十五方。雖於隨證下有之。緣多以加減爲文。似未詳備。故復載方在末卷。

桂枝加葛根湯　桂枝加厚朴杏子湯

桂枝加附子湯术附湯方附　桂枝去芍藥湯

桂枝去芍藥附子湯　桂枝麻黄各半湯

桂枝二麻黄一湯　白虎加人參湯

桂枝去桂茯苓白术湯已上九方證在第二卷

葛根加半夏湯

桂枝加芍藥生薑人參新加湯
梔子甘草豉湯　梔子生薑豉湯
柴胡加芒消湯
桂枝加桂湯　已上六方證在第三卷
附子瀉心湯　柴胡桂枝湯
甘草瀉心湯　生薑瀉心湯
黄芩加半夏生薑湯　已上五方證在第四卷
桂枝加大黄湯　桂枝加芍藥湯
四逆加吴茱萸生薑湯　已上三方證在第六卷
四逆加人參湯

四逆加猪膽汁湯方（已上二方證在第七卷）

已上十卷内。計方一百一十二道

此經方劑。並按古法。錙銖分兩。與今不同。謂如㕮咀者。即今之剉如麻豆大是也。云一升者。即今之大白盞也。云銖者。六銖為一分。（即二錢半也。）二十四銖為一兩也。云三兩者。即今之一兩。云二兩。即今之六錢半也。料例大者。只合三分之一足矣。

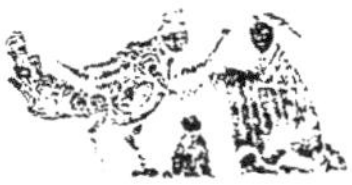

傷寒論卷第一　　仲景全書第一

漢　張仲景述　　晋　王叔和撰次
宋　林　億校正
明　趙開美校刻
沈　琳仝校

辨脉法第一〔一〕　　平脉法第二〔一五〕

辨脉法第一

問曰。脉有陰陽。何謂也。荅曰。凡脉[1]大浮數動滑此名陽也。脉沈濇弱弦微[2]。此名陰也。凡陰病見陽脉者生。陽病見陰脉者死。

【校勘】

[1] 脉：《太平聖惠方》卷八《辨傷寒脉候》下有「洪」字。

[2] 微：《太平聖惠方》卷八《辨傷寒脉候》下有「緊」字。

問曰脉有陽結陰結者何以別之荅曰其脉浮而數能食不大便者此爲實名曰陽結也期十七日當劇其脉沈而遲不能食身體重大便反鞕❶音硬下同名曰陰結也期十四日當劇

問曰病有灑淅惡寒而復發熱者何荅曰陰脉不足陽往從之陽脉不足陰往乘之曰何謂陽不足荅曰假令寸口脉微名曰陽不足陰氣上入陽中則灑淅惡寒也曰何謂陰不足荅曰尺脉弱名曰陰不足陽氣下陷入陰中則發熱也陽脉浮一作微陰脉弱者則血虛血虛則筋急也其脉沈者榮氣

【校勘】

❶鞕：《玉函》卷二《辨脉》作「堅」。

微也。其脉浮而汗出如流珠者。衛氣衰也。榮氣微者。加燒針。則血留不行。更發熱而躁煩也。

脉藹藹如車蓋者。名曰陽結也。一云秋脉

脉累累如循長竿者。名曰陰結也。一云夏脉

脉瞥瞥如羹上肥者。陽氣微也。

脉縈縈❶如蜘蛛絲者。陽氣❷衰也。一云陰氣

脉綿綿如瀉漆之絶者。亡其血也。

脉來緩。時一止復來者。名曰結。脉來數。時一止復來者。名曰促❸。一作縱 脉陽盛則促。陰盛則結。此皆病脉。

【校勘】

❶縈縈：《千金要方》卷二十八《三關主對法》作「連連」。

❷陽氣：《千金要方》卷二十八《三關主對法》、《太平聖惠方》卷八《辨傷寒脉候》作「陰氣」。

❸促：《太平聖惠方》卷八《辨傷寒脉候》作「縱」。

陰陽相摶[1]名曰動陽動則汗出陰動則發熱形冷惡寒者此三焦傷也若數脉見於關上上下無頭尾如豆大厥厥動搖者名曰動也

陽脉浮大而濡陰脉浮大而濡陰脉與陽脉同等者名曰緩也

脉浮而緊者名曰弦也弦者狀如弓弦按之不移也脉緊者如轉索無常也

脉弦而大弦則為減大則為芤減則為寒芤則為虛寒相摶[1]此名[2]為革婦人則半產漏下男子則亡血失精

【校勘】

❶摶：《傷寒論校注》作「搏」。

❷此名：《玉函》卷二《辨脉》作「脉即」。

問曰病有戰而汗出因得解者何也荅曰脉浮而緊按之反芤此為本虛故當戰而汗出也其人本虛是以發戰以脉浮故當汗出而解也若脉浮而數按之不芤此人本不虛若欲自解但汗出耳不發戰也

問曰病有不戰而汗出解者何也荅曰脉大而浮數故知不戰汗出而解也

問曰病有不戰不汗出而解者何也荅曰其脉自微此以曾發汗若吐若下若亡血以內無津液此陰陽自和必自愈故不戰不汗出而解也

問曰：傷寒三日，脉浮數而微，病人身❶涼和者，何也？答曰：此為欲解也。解以夜半。脉浮而解者，濈然汗出也；脉數而解者，必能食也；脉微而解者，必大汗出也。

問曰：脉病欲知愈未愈者，何以別之？答曰：寸口、關上、尺中三處，大小浮沈遲數同等，雖有寒熱不解者，此脉陰陽為和平，雖劇當愈。

師曰：立夏得洪（一作浮）大脉，是其本位。其人病身體苦疼重者，須❷發其汗；若明日身不疼不重者，不須發汗。若汗濈濈自出者，明日便解矣。何以言之？立

【校勘】

❶身：《玉函》卷二《辨脉》「身」下有「自」字。

❷須：《太平聖惠方》卷八《辨傷寒脉候》「須」下有「大」字。

夏脉洪大是其時脉故使然也四時倣此
問曰凡病欲知何時得何時愈荅曰假令夜半得
病者明日日中愈日中得病者夜半愈何以言之
日中得病夜半愈者以陽得陰則解也夜半得病
明日日中愈者以陰得陽則解也
寸口脉浮為在表沉為在裏數為在府遲為在藏
假令脉遲此為在藏也
趺陽脉浮而濇少陰脉如經者其病在脾法當下
利何以知之若脉浮大者氣實血虚也今趺陽脉
浮而濇故知脾氣不足胃氣虚也以少陰脉弦而

浮❶。一作沈纔見此為調脉。故稱如經也。若反滑而數者。故知當屎❷膿也。玉函作溺

寸口脉浮而緊。浮則為風。緊則為寒。風則傷衛。寒則傷榮。榮❸衛俱病。骨節煩疼。當發其汗也。

趺陽脉遲而緩。胃氣如經也。趺陽脉浮而數。浮則傷胃。數則動脾。此非本病。醫特下之所為也。榮❸衛內陷。其數先微。脉反但浮。其人必大便鞕。氣噫而除。何以言之❹。本以❺數脉動脾。其數先微。故知脾氣不治。大便鞕。氣噫而除。今脉反浮。其數改微。邪氣獨留。心中則飢。邪熱不殺穀。潮熱發渴。數脉當遲

【校勘】

❶浮：《太平聖惠方》卷八《辨傷寒脉候》作「沉」。爲是。

❷屎：《玉函》卷二《辨脉》、《太平聖惠方》卷八《辨傷寒脉候》作「溺」。

❸榮：《玉函》卷二《辨脉》作「營」。

❹之：《玉函》卷二《辨脉》「之」下有「脾脉本緩」四字。

❺本以：《玉函》卷二作「今」。

緩脉因前後度數如法。病者則飢。數脉不時。則生惡瘡也。

師曰。病人脉微而濇者。此為醫所病也。大發其汗。又數大下之。其人亡血。病當惡寒。後乃發熱。無休止時。夏月盛熱。欲著複衣。冬月盛寒。欲裸其身。所以然者。陽微則惡寒。陰弱則發熱。此醫發其汗。使陽氣微。又大下之。令陰氣弱。五月之時。陽氣在表。胃中虚冷。以陽氣內微。不能勝冷。故欲著複衣。十一月之時。陽氣在裏。胃中煩熱。以陰氣內弱。不能勝熱。故欲裸其身。又陰脉遲濇。故知亡血也。

脉浮而大。心下反鞕。有熱屬藏者。攻之。不令發汗。屬府者。不令溲數。溲數則大便鞕。汗多則熱愈。汗少。則便難。脉遲。尚未可攻。

脉浮而洪。身汗如油。喘而不休。水漿不下。形體不仁。乍靜乍亂。此為命絕也。又未知何藏先受其災。若汗出髮潤。喘不休者。此為肺先絕也。陽反獨留。形體如煙熏。直視搖頭者。此為心絕也。唇吻反青。四肢漐習者。此為肝絕也。環口黧黑。柔汗發黃者。此為脾絕也。溲便遺失。狂言。目反直視者。此為腎絕也。又未知何藏陰陽前絕。若陽氣前絕。陰氣後

竭者。其人死身色必青。陰氣前絶。陽氣後竭者。其人死身色必赤。腋下温。心下熱也。

寸口脉浮大。而醫反下之。此為大逆。浮則無血。大則為寒。寒氣相摶。則為腸鳴。醫乃不知而反飲冷水。令汗大出。水得寒氣。冷必相摶。其人即䭇。音噎下同

趺陽脉浮。浮則為虚。浮虚相摶。故令氣䭇。言胃氣虚竭也。脉滑則為噦。此為醫咎。責虚取實。守空迫血。脉浮鼻中燥者。必衄也。

諸脉浮數。當發熱而洒淅惡寒。若有痛處。飲食如常者。畜積有膿也。

脉浮而遲面熱赤而戰惕者六七日當汗出而解反發熱者差遲遲為無陽不能作汗其身必痒也寸口脉陰陽俱緊者法當清邪中於上焦濁邪中於下焦清邪中上名曰潔也濁邪中下名曰渾也陰中於邪必内慄也表氣微虛裏氣不守故使邪中於陰也陽中於邪必發熱頭痛項強頸攣腰痛脛酸所為陽中霧露之氣故曰清邪中上濁邪中下陰氣為慄足膝逆冷便溺妄出表氣微虛裏氣微急三焦相溷内外不通上焦怫音佛下同鬱藏氣相熏口爛食❶斷也中焦不治胃氣上衝脾氣不轉胃

【校勘】

❶食：通「蝕」。《周易·丰卦·彖傳》：「日中則昃，月盈則食。」

中為濁，榮衛不通，血凝不流。若衛氣前通者，小便赤黃，與熱相搏，因熱作使，遊於經絡，出入藏府，熱氣所過，則為癰膿。若陰氣前通者，陽氣厥微，陰無所使，客氣内入，嚏而出之，聲嗢乙骨切咽塞。寒厥相追，為熱所擁，血凝自下，狀如豚肝。陰陽俱厥，脾氣孤弱，五液注下。下焦不盍一作闔，清便下重，令便數難，齊①築湫痛，命將難全。

脉陰陽俱緊者，口中氣出，脣口乾燥，踡臥足冷，鼻中涕出，舌上胎滑，勿妄治也。到七日以來，其人微發熱，手足温者，此為欲解；或到八日以上，反大發

【校勘】

① 齊：通「臍」。《左傳·莊公六年》：「若不早圖，後君噬齊，其及圖之乎！」

熱者此為難治設使惡寒者必欲嘔也腹内痛者必欲利也

脉陰陽俱緊□[1]於吐利其脉獨不解緊去入安此為欲解若脉遲至六七日不欲食此為晚發水停故也為未解食自可者為欲解病六七日手足三部脉皆至大煩而口噤不能言其人躁擾者必欲解也若脉和其人大煩目重瞼内際黄者此欲解也

脉浮而數浮為風數為虚風為熱虚為寒風虚相搏則洒淅惡寒也

【校勘】

[1] □：漫漶。《注解傷寒論》作「至」。

脉浮而滑。浮為陽。滑為實。陽實相搏❶。其脉數疾。衛氣失度。浮滑之脉數疾。發熱汗出者。此為不治。

傷寒欬逆上氣。其脉散者死。謂其形損故也。

平脉法第二

問曰。脉有三部。陰陽相乘。榮衛血氣。在人體躬。呼吸出入。上下於中。因息遊布。津液流通。隨時動作。效象形容。春弦秋浮。冬沉夏洪。察色觀脉。大小不同。一時之間。變無經常。尺寸參差。或短或長。上下乖錯。或存或亡。病輒改易。進退低昂。心迷意惑。動失紀綱。願為具陳。令得分明。師曰。子之所問。道之

【校勘】

❶ 陽實相搏：《太平聖惠方》卷八《辨傷寒脉候》作「浮滑相搏」。義勝。

根源。脉有三部，尺寸及關。榮衛流行，不失衡銓。腎沈心洪，肺浮肝弦，此自經常，不失銖分。出入升降，漏刻周旋，水下百刻❶，一周循環❷，當復❸寸口，虚實見焉。變化相乘，陰陽相干。風則浮虚，寒則牢堅❹；沈潛水滀，支飲急弦；動則為痛，數則熱煩。設有不應，知變所緣，三部不同，病各異端。大過可怪，不及亦然，邪不空見，終必有奸。審察表裏，三焦別焉，知其❺所舍，消息診看，料度府藏，獨見若神。為子條記，傳與賢人。

師曰：呼吸者，脉之頭也。初持脉，来疾去遲，此出疾

【校勘】

❶百刻：《脉經》卷五作「二刻」。

❷一周循環：《脉經》卷五作「一周身」。

❸當復：《脉經》卷五作「旋復」。

❹牢堅：《脉經》卷五作「緊弦」。

❺其：《脉經》卷五作「邪」。

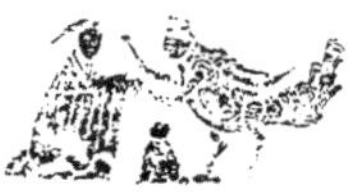

入遲名曰內虛外實也初持脉来遲去疾此出遲入疾名曰內實外虛也

問曰上工望而知之中工問而知之下工脉而知之願聞其說師曰病家人請云病人苦發熱身體疼病人自臥師到診其脉沈而遲者知其差也何以知之若表有病者脉當浮大今脉反沈遲故知愈也假令病人云腹內卒痛病人自坐師到脉之浮而大者知其差也何以知之若裏有病者脉當沈而細今脉浮大故知愈也

師曰病家人来請云病人發熱煩極明日師到病

人向壁臥此熱已去也設令脉不和處言已愈設令向壁臥聞師到不驚起而盻視若三言三止脉之嚥唾者此詐病也設令脉自和處言此病大重當須服吐下藥針灸數十百處乃愈

師持脉病人欠者無病也脉之呻者病也言遲者風也搖頭言者裏痛也行遲者表强也坐而伏者短氣也坐而下一脚❶者腰痛也裏實護腹如懷卵物者心痛也

師曰伏氣之病以意候之今月之内欲有伏氣假令舊有伏氣當須脉之若脉微弱者當喉中痛似

【校勘】

❶ 脚：《脉經》卷一作「膝」。

傷。非喉痺也。病人云實咽中痛。雖爾。今復欲下利。

問曰。人恐怖者。其脉何狀。師曰。脉形如循絲累累然。其面白脫色也。

問曰。人不飲。其脉何類。師曰。脉自濇。唇口乾燥也。

問曰。人愧者。其脉何類。師曰。脉浮而面色乍白乍赤。

問曰。經說脉有三菽六菽重者。何謂也。師曰。脉人以指按之。如三菽之重者。肺氣也。如六菽之重者。心氣也。如九菽之重者。脾氣也。如十二菽之重者。肝氣也。按之至骨者。腎氣也。菽者。小豆也。

假令下利。寸

口關上尺中悉不見脉。然尺中時一小見脉再舉
頭一云按投者腎氣也。若見損脉來至為難治。腎謂所勝脾。脾勝不應時。
問曰。脉有相乘。有縱有横。有逆有順。何謂也。師曰。
水行乘火。金行乘木。名曰縱。火行乘水。木行乘金。
名曰横。水行乘金。火行乘木。名曰逆。金行乘水。木
行乘火。名曰順也。
問曰。脉有殘賊。何謂也。師曰。脉有弦緊浮滑沈濇。
此六脉名曰殘賊。能為諸脉作病也。
問曰。脉有災怪。何謂也。師曰。假令人病。脉得太陽。

與形證相應因爲作湯比還送湯如食頃❶病人乃大吐若下利腹中痛師曰我前来❷不見此證今乃變異是名災恠又問曰何緣作此吐利荅曰或有舊時服藥今乃發作故爲災恠耳

問曰東方肝脉其形何似師曰肝者木也名厥陰其脉微弦濡弱而長是肝脉也肝病自得濡弱者愈也假令得純弦脉者死何以知之以其脉如弦直此是肝藏傷故知死也

南方心脉其形何似師曰心者火也名少陰其脉洪大而長是心脉也心病自得洪大者愈也假令

【校勘】

❶湯如食頃：《脉經》卷一「湯」下有「之時」二字，無「如食頃」三字。

❷來：《脉經》卷一「來」下有「脉時」二字。爲是。

脉来微去大故名反病在裏也脉来頭小本大故名覆病在表也上微頭小者則汗出下微本大者則為關格不通不得尿頭無汗者可治有汗者死

西方肺脉其形何似師曰肺者金也名太陰其脉毛浮也肺病自得此脉若得緩遲者皆愈若得數者則劇何以知之數者南方火火尅西方金法當癰腫為難治也

問曰二月得毛浮脉何以處言至秋當死師曰二月之時脉當濡弱反得毛浮者故知至秋死二月肝用事肝屬木脉應濡弱反得毛浮脉者是肺脉

也。肺屬金。金來剋木。故知至秋死。他皆倣此。
師曰。脉肥人責浮。瘦人責沉。肥人當沉。今反浮。瘦人當浮。今反沉。故責之。
師曰。寸脉下不至關。為陽絕。尺脉上不至關。為陰絕。此皆不治。決死也。若計其餘命生死之期。期以月節剋之也。
師曰。脉病人不病。名曰行尸。以無王❶氣。卒眩仆不識人者。短命則死。人病脉不病。名曰內虛。以無穀神。雖困無苦。
問曰。翕奄沉。名曰滑。何謂也。師曰。沉為純陰。翕為

【校勘】
❶王：通「旺」。

正陽陰陽和合，故令脉滑，關尺自平，陽明脉微沉，食飲自可，少陰脉微滑，滑者緊之浮名也，此為陰實，其人必股内汗出，陰下濕也。

問曰：曾為人所難，緊脉從何而来？師曰：假令亡汗若吐，以肺裏寒，故令脉緊也。假令欬者，坐飲冷水，故令脉緊也。假令下利，以胃虚冷，故令脉緊也。

寸口衛氣盛，名曰高；（高者，暴狂而肥。）榮氣盛，名曰章；（章者，暴澤而光。）高章相搏，名曰綱；（綱者，身筋急，脉強直故也。）衛氣弱，名曰惵；（惵者，心中氣動迫怯。）榮氣弱，名曰卑；（卑者，心中常自羞愧。）惵卑相搏，名曰損；（損者，五藏六府俱乏，氣虛惙故也。）衛氣和，名曰緩；（緩者，四肢不能自收。）

榮氣和。名曰遲。遲者身體俱重。但欲眠也。緩遲相搏名曰沉。沉者腰中直。腹內急痛。但欲臥。不欲行。

寸口脈緩而遲。緩則陽氣長。其色鮮。其顏光。其聲商。毛髮長。遲則陰氣盛。骨髓生。血滿。肌肉緊薄鮮鞕。陰陽相抱。榮衛俱行。剛柔相得。名曰强也。

趺陽脈滑而緊。滑者胃氣實。緊者脾氣强。持實擊强。痛還自傷。以手把刃。坐作瘡也。

寸口脈浮而大。浮為虛。大為實。在尺為關。在寸為格。關則不得小便。格則吐逆。

趺陽脈伏而濇。伏則吐逆。水穀不化。濇則食不得

入名曰關格。

脉浮而大。浮為風虚。大為氣強。風氣相搏。必成隱瘮。身體為痒。痒者名泄風。久久為痂癩。(眉少髮稀。身有乾瘡。而腥臭也。)

寸口脉弱而遲。弱者衛氣微。遲者榮中寒。榮為血。血寒則發熱。衛為氣。氣微者心内飢。飢而虚滿。不能食也。

趺陽脉大而緊者。當即下利。為難治。

寸口脉弱而緩。弱者陽氣不足。緩者胃氣有餘。噫而吞酸。食卒不下。氣填於膈上也。(一作下)

趺陽脉緊而浮。浮為氣。緊為寒。浮為腹滿。緊為絞痛。浮緊相搏。腸鳴而轉。轉即氣動。膈氣乃下。少陰脉不出。其陰腫大而虛也。

寸口脉微而濇。微者衛氣不行。濇者榮氣不逮。榮衛不能相將。三焦無所仰。身體痺不仁。榮氣不足則煩疼。口難言。衛氣虛者。則惡寒數欠。三焦不歸其部。上焦不歸者。噫而酢吞。中焦不歸者。不能消穀引食。下焦不歸者。則遺溲。

趺陽脉沈而數。沈為實。數消穀。緊者病難治。

寸口脉微而濇。微者衛氣衰。濇者榮氣不足。衛氣

衰。面色黃。榮氣不足。面色青。榮為根。衛為葉。榮衛俱微。則根葉枯槁。而寒慄欬逆。唾腥吐涎沫也。

趺陽脉浮而芤。浮者衛氣虛。芤者榮氣傷。其身體瘦。肌肉甲錯。浮芤相搏。宗氣微衰。四屬斷絕。四屬者謂皮肉脂髓俱竭。宗氣則衰矣。

寸口脉微而緩。微者衛氣疎。疎則其膚空。緩者胃氣實。實則穀消而水化也。穀入於胃。脉道乃行。水入於經。其血乃成。榮盛則其膚必疎。三焦絕經。名曰血崩。

趺陽脉微而緊。緊則為寒。微則為虛。微緊相搏。則

為短氣。

少陰脉弱而濇。弱者微煩。濇者厥逆。

趺陽脉不出。脾不上下。身冷膚鞕。

少陰脉不至。腎氣微。少精血。奔氣促迫。上入胷膈。宗氣反聚。血結心下。陽氣退下。熱歸陰股。與陰相動。令身不仁。此為尸厥。當刺期門巨闕。宗氣者三焦歸氣也。有名無形。氣之神使也。下榮玉莖。故宗筋聚縮之也。

寸口脉微。尺脉緊。其人虛損多汗。知陰常在。絕不見陽也。

寸口諸微亡陽。諸濡亡血。諸弱發熱。諸緊為寒。諸

乘寒者則為厥鬱冒不仁以胃無穀氣脾濇不通口急不能言戰而慄也

問曰濡弱何以反適十一頭師曰五藏六府相乘故令十一

問曰何以知乘府何以知乘藏師曰諸陽浮數為乘府諸陰遲濇為乘藏也

傷寒論卷第一

傷寒論卷第二　仲景全書第二

漢　張仲景述　晋　王叔和撰次

宋　林　億校正

明　趙開美校刻

沈　琳仝校

傷寒例第三〔三一〕　辨痓濕暍脉證第四〔四七〕

辨太陽病脉證并治上第五〔五〇〕

傷寒例第三

四時八節。二十四氣。七十二候決病法。

立春正月節斗指艮　雨水正月中指寅

驚蟄二月節指甲　春分二月中指卯

清明三月節指乙　穀雨三月中指辰

立夏四月節指巽　小滿四月中指巳

芒種五月節指丙　夏至五月中指午

小暑六月節指丁　大暑六月中指未

立秋七月節指坤　處暑七月中指申

白露八月節指庚　秋分八月中指酉

寒露九月節指辛　霜降九月中指戌

立冬十月節指乾　小雪十月中指亥

大雪十一月節指壬　冬至十一月中指子

小寒十二月節指癸　大寒十二月中指丑

二十四氣節有十二中氣有十二五日為一候氣亦同合有七十二候決病生死此須洞解之也

陰陽大論云春氣温和夏氣暑熱秋氣清涼冬氣冰列❶此則四時正氣之序也冬時嚴寒萬類深藏君子固密則不傷於寒觸冒之者乃名傷寒耳其傷於四時之氣皆能為病以傷寒為毒者以其最成殺厲之氣也中而即病者名曰傷寒不即病者寒毒藏於肌膚至春變為温病至夏變為暑病暑病者熱極重於温也是以辛苦之人春夏多温熱

【校勘】

❶冰列：《外臺》卷一作「凜冽」。「列」，通「洌」。《管子·度地》：「天地乾燥，水糺列之時也。」

病者皆由冬時觸寒所致非時行之氣也凡時行者春時應暖而反大寒夏時應熱而反大涼秋時應涼而反大熱冬時應寒而反大溫此非其時而有其氣是以一歲之中長幼之病多相似者此則時❶行之氣也夫欲候知四時正氣為病及時行疫氣之法皆當按斗曆占之九月霜降節後宜漸寒向冬大寒至正月雨水節後宜解也所以謂之雨水者以冰雪解而為雨水故也至驚蟄二月節後氣漸和暖向夏大熱至秋便涼從霜降以後至春分以前凡有觸冒霜露體中寒即病者謂之傷寒

【校勘】

❶時：《太平聖惠方》卷八作「天」。

也。九月十月。寒氣尚微。為病則輕。十一月十二月。寒冽已嚴。為病則重。正月二月。寒漸將解。為病亦輕。此以冬時不調。適有傷寒之人。即為病也。其冬有非節之暖者。名為冬溫。冬溫之毒。與傷寒大異。冬溫復有先後。更相重沓。亦有輕重。為治不同。證如後章。從立春節後。其中無暴大寒。又不冰雪。而有人壯熱為病者。此屬春時陽氣。發於冬時伏寒。變為溫病。從春分以後。至秋分節前。天有暴寒者。皆為時行寒疫也。三月四月。或有暴寒。其時陽氣尚弱。為寒所折。病熱猶輕。五月六月。陽氣已盛。為

寒所折病熱則重七月八月陽氣已衰為寒所折病熱亦微其病與溫及暑病相似但治有殊耳十五日得一氣於四時之中一時有六氣四六名為二十四氣然氣候亦有應至仍不至或有未應至而至者或有至而太過者皆成病氣也但天地動靜陰陽鼓擊者各正一氣耳是以彼春之暖為夏之暑彼秋之忿為冬之怒是故冬至之後一陽爻升一陰爻降也夏至之後一陽氣下一陰氣上也斯則冬夏二至陰陽合也春秋二分陰陽離也陰陽交易人變病焉此君子春夏養陽秋冬養陰順

天地之剛柔也。小人觸冒。必嬰暴疹。須知毒烈之氣。留在何經。而發何病。詳而取之。是以春傷於風。夏必飧泄。夏傷於暑。秋必病瘧。秋傷於濕。冬必咳嗽。冬傷於寒。春必病温。此必然之道。可不審明之。傷寒之病。逐日淺深。以施方治。今世人❶傷寒。或始不早治。或治不對病。或日數久淹。困乃告醫。醫人❷又不依次第而治之。則不中病。皆宜臨時消息制方。無不效也。今搜採仲景舊論。錄其證候。診脉聲色。對病真方。有神驗者。擬防世急也。

又土地温涼高下不同❸。物性剛柔。飡❹居亦異。是故

【校勘】

❶人：《外臺》卷一「人」下有「得」字。爲是。

❷人：《外臺》卷一無「人」。

❸土地温涼，高下不同：《外臺》卷一作「土地高下，寒温不同。」義勝。

❹飡：同「餐」。

黄帝與四方之問岐伯舉四治之能。以訓後賢開其未悟者臨病之工。宜須兩審也。

凡傷於寒。則為病熱。熱雖甚不死。若兩感於寒而病者。必死。

尺寸俱浮者。太陽受病也。當一二日發。以其脉上連風府。故頭項。痛腰脊強。

尺寸俱長者陽明受病也。當二三日發。以其脉夾鼻絡於目。故身熱目疼。鼻乾。不得臥。

尺寸俱弦者。少陽受病也。當三四日發。以其脉循脅絡於耳。故胷脅痛而耳聾。此三經皆受病。未入

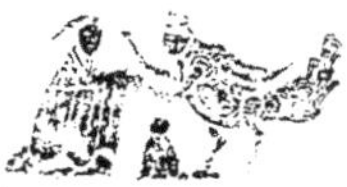

於府者。可汗而已。

尺寸俱沉細者。太隂受病也。當四五日發。以其脉布胃中。絡於嗌。故腹滿而嗌乾。

尺寸俱沉者。少隂受病也。當五六日發。以其脉貫腎。絡於肺。繫舌本。故口燥舌乾而渴。

尺寸俱微緩者。厥隂受病也。當六七日發。以其脉循隂器。絡於肝。故煩滿而囊縮。此三經皆受病。已入於府。可下而已。

若兩感於寒者。一日太陽受之。即與少隂俱病。則頭痛口乾。煩滿而渴。二日陽明受之。即與太隂俱

病則腹滿身熱不欲食讝之廉切又女監切下同語三日少陽受之即與厥陰俱病則耳聾囊縮而厥水漿不入不知人者六日死若三陰三陽五藏六府皆受病則榮衛不行藏府不通則死矣其不兩感於寒更不傳經不加異氣者至七日太陽病衰頭痛少愈也八日陽明病衰身熱少歇也九日少陽病衰耳聾微聞也十日太陰病衰腹減如故則思飲食十一日少陰病衰渴止舌乾已而嚏也十二日厥病衰囊縱少腹微下大氣皆去病人精神爽慧也若過十三日以上不間寸尺陷者大危若更感

異氣變為他病者當依後壞病證而治之若脉陰陽俱盛重感於寒者變成溫瘧陽脉浮滑陰脉濡弱者更遇於風變為風溫陽脉洪數陰脉實大者更遇溫熱變為溫毒溫毒為病最重也陽脉濡弱陰脉弦緊者更遇溫氣變為溫疫一本作瘧以此冬傷於寒發為溫病脉之變證方治如說

凡人有疾不時即治隱忍冀差以成痼疾小兒女子益以滋甚時氣不和便當早言尋其邪由及在腠理以時治之罕有不愈者患人忍之數日乃說邪氣入藏則難可制此為家有患備慮之要凡作

湯藥。不可避晨夜。覺病須臾。即宜便治。不等早晚。則易愈矣。如或差遲。病即傳變。雖欲除治。必難為力。服藥不如方法。縱意違師。不須治之。

凡傷寒之病。多從風寒得之。始表中風寒。入裏則不消矣。未有溫覆而當不消散者。不在證治。擬欲攻之。猶當先解表。乃可下之。若表已解。而內不消。非大滿。猶生寒熱。則病不除。若表已解。而內不消。大滿大實。堅有燥屎。自可除下之。雖四五日。不能為禍也。若不宜下而便攻之。內虛熱入。協熱遂利。煩躁諸變。不可勝數。輕者困篤。重者必死矣。

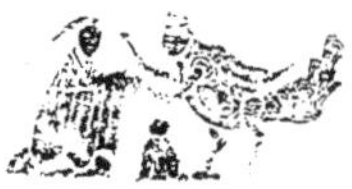

夫陽盛陰虛汗之則死下之則愈陽虛陰盛汗之則愈下之則死夫如是則神丹安可以誤發甘遂何可以妄攻虛盛之治相背千里吉凶之機應若影響豈容易哉況桂枝下咽陽盛即斃承氣入胃陰盛以亡死生之要在乎須臾視身之盡不暇計日此陰陽虛實之交錯其候至微發汗吐下之相反其禍至速而醫術淺狹懵然不知病源為治乃誤使病者殞沒自謂其分至令冤魂塞於冥路死屍盈於曠野仁者鑒此豈不痛歟

凡兩感病俱作治有先後發表攻裏本自不同而

執迷用意者。乃云神丹甘遂合而飲之。且解其表。又除其裏。言巧似是。其理實違。夫智者之舉錯也。常審以慎。愚者之動作也。必果而速。安危之變。豈可詭哉。世上之士。但務彼翕習之榮。而莫見此傾危之敗。惟明者居然能護其本。近取諸身。夫何遠之有焉。

凡發汗溫煖湯藥。其方雖言日三服。若病劇不解。當促其間。可半日中盡三服。若與病相阻。即便有所覺。病重者。一日一夜當晬時觀之。如服一劑病證猶在。故當復作本湯服之。至有不肯汗出。服三

劑乃解。若汗不出者。死病也。

凡得時氣病。至五六日而渴欲飲水。飲不能多。不當與也。何者。以腹中熱尚少。不能消之。便更與人作病也。至七八日。大渴欲飲水者。猶當依證而與之。與之常令不足。勿極意也。言能飲一斗。與五升。若飲而腹滿。小便不利。若喘若噦。不可與之也。忽然大汗出。是為自愈也。

凡得病。反能飲水。此為欲愈之病。其不曉病者。但聞病飲水自愈。小渴者乃强與飲之。因成其禍。不可復數也。

凡得病厥脉動數。服湯藥更遲。脉浮大減小。初躁後靜。此皆愈證也。

凡治溫病。可刺五十九穴。又身之穴三百六十有五。其三十穴灸之有害。七十九穴刺之為災。并中髓也。

脉四損。三日死。平人四息。病人脉一至。名曰四損。

脉五損。一日死。平人五息。病人脉一至。名曰五損。

脉六損。一時死。平人六息。病人脉一至。名曰六損。

脉盛身寒。得之傷寒。脉虛身熱。得之傷暑。脉陰陽俱盛。大汗出不解者死。脉陰陽俱虛。熱不止者死。

脉至乍數乍踈者死。脉至如轉索。其日死。讝言妄語。身微熱。脉浮大。手足温者生。逆冷。脉沈細者。不過一日死矣。此以前是傷寒熱病證候也。

辨痓濕暍脉證第四 痓音熾又作痙巨郢切下同

傷寒所致太陽病。痓濕暍此三種。宜應別論。以為與傷寒相似。故此見之。

太陽病。發熱無汗。反惡寒者。名曰剛痓。❶

太陽病。發熱汗出。而不惡寒。病源云惡寒。名曰柔痓。

太陽病。發熱。脉沈而細者。名曰痓。

太陽病。發汗太多。因致痓。

【校勘】

❶痓：《玉函》卷二作「痙」。爲是。後同。

病身熱足寒。頸項强急。惡寒。時頭熱。面赤。目脈赤。❶獨頭面❷搖。卒口噤。背反張者。痓病也。❸

太陽病。關節疼痛而煩。脈沈而細❹一作緩者。此名濕痺一云中濕。濕痺❺之候。其人小便不利。大便反快。但當利其小便。

濕家之為病。一身盡疼。發熱。身色如似❻熏黄。

濕家。其人但頭汗出。背强。欲得被覆向火。若下之早則噦。胷滿。小便不利。舌上如胎者。以丹田有熱。胷中有寒。渴欲得水❼而不能飲。口燥煩也。

濕家下之。額上汗出。微喘。小便利一云不利者死。若下利不止者亦死。

【校勘】

❶目脈赤：《金匱要略·痓濕暍病脈证治》作「目赤」。

❷面：《金匱要略·痓濕暍病脈证治》作「動」。

❸痓病也：《玉函》卷二作「爲痓」。爲是。

❹脈沉而細：《玉函》卷二作「其脈沉緩」，《脈經》卷八「細」作「緩」。

❺濕痹：《玉函》卷二作「中濕」。

❻似：《金匱要略·痓濕暍病脈证治》無。

❼得水：《玉函》卷二作「飲」。

問曰❶。風濕相搏。一身盡疼。病法當汗出而解。值天陰雨不止。醫❷云此可發汗。汗之病不愈者。何也。答曰。發其汗。汗大出者。但風氣去。濕氣在❸。是故不愈也。若治風濕者。發其汗。但微微似欲出汗❹者。風濕俱去也。

濕家病。身上疼痛。發熱。面黄而喘。頭痛鼻塞而煩。其脉大。自能飲食。腹中和。無病。病在頭中寒濕。故鼻塞。内藥鼻中則愈。

病者一身盡疼。發熱。日晡所劇者。此名風濕。此病傷於汗出當風。或久傷取冷所致也。

【校勘】

❶問曰：《金匱要略·痓濕暍病脉证治》無「問曰」二字。

❷醫：《玉函》卷二、《脉經》卷八并作「師」。爲是。

❸在：《玉函》卷二「在」上有「仍」字，《脉經》卷八「在」上有「續」字。

❹出汗：《金匱要略·痓濕暍病脉证治》作「汗出」。

太陽中熱者暍是也。其人汗出惡寒身熱而渴也。

太陽中暍者身熱疼重而脉微弱此以夏月傷冷水。水行皮中所致也。

太陽中暍者發熱惡寒身重而疼痛其脉弦細芤遲小便已洒洒然毛聳手足逆冷小有勞身即熱口開前板齒燥若發汗則惡寒甚加溫針則發熱甚數下之則淋甚。

辨太陽病脉證并治上第五 合一十六法 方一十四首。

太陽中風陽浮陰弱熱發汗出惡寒鼻鳴乾嘔者桂枝湯主之第一。五味。前有太陽病一十一證。

太陽病頭痛發熱汗出惡風者桂枝湯主之第二。用前第一方。

太陽病項背强几几反汗出惡風者桂枝加葛根湯主之第三。七味。

太陽病下之後其氣上衝者桂枝湯主之第四。用前第一方。下有太陽壞病一證。

桂枝本爲解肌若脉浮緊發熱汗不出者不可與之第五。下有酒客不可與桂枝一證。

喘家作桂枝湯加厚朴杏子第六。下有服湯吐膿血一證。

太陽病發汗遂漏不止惡風小便難四肢急難

以屈伸。桂枝加附子湯主之第七。六味

太陽病下之後。脉促。胷滿者。桂枝去芍藥湯主之。第八。四味

若微寒者。桂枝去芍藥加附子湯主之。第九。五味

太陽病。八九日如瘧狀。熱多寒少。不嘔。清便自可。宜桂枝麻黃各半湯第十。七味

太陽病。服桂枝湯。煩不解。先刺風池風府。却與桂枝湯。第十一。用前第一方。

服桂枝湯。大汗出。脉洪大者。與桂枝湯。若形似瘧。一日再發者。宜桂枝二麻黃一湯第十二。七味

服桂枝湯。大汗出。大煩渴。不解。脉洪大者。白虎加人參湯主之。第十三。五味

太陽病。發熱惡寒。熱多寒少。脉微弱者。宜桂枝二越婢一湯。第十四。七味

服桂枝。或下之。頭項强痛。發熱無汗。心下滿痛。小便不利者。桂枝去桂加茯苓白术湯主之。第十五。六味

傷寒脉浮。自汗出。小便數。心煩。微惡寒。脚攣急。與桂枝。得之便厥。咽乾煩躁吐逆。作甘草乾薑湯與之。厥愈。更作芍藥甘草湯與之。其脚伸。若

胃氣不和。與調胃承氣湯。若重發汗。加燒針者。四逆湯主之第十六。甘草乾薑湯。芍藥甘草湯。並二味。調胃承氣湯。四逆湯。並三味。

太陽之為病。脉浮。頭項强痛而惡寒。

太陽病。發熱汗出。惡風。脉緩者。名為中風。

太陽病。或已發熱。或未發熱。必惡寒。體痛。嘔逆。脉陰陽俱緊者。名為傷寒。

傷寒。一日太陽受之。脉若静者。為不傳。頗欲吐①。若躁煩。脉數急者。為傳也。

傷寒。二三日陽明少陽證不見者。為不傳也。

【校勘】

①吐：《千金翼方》卷九作「嘔」。

太陽病。發熱而渴。不惡寒者。為温病。若發汗已。身❶灼熱者。名風温。風温為病。脉陰陽俱浮。自汗出。身重。多眠睡。鼻息必鼾。語言難出。若被下者。小便不利。直視失溲。若被火者。微發黄色❷。劇則如驚癇。時瘈瘲。❸若火熏之。一逆尚引日。再逆促命期。

病有發熱惡寒者。發於陽也。無熱惡寒者。發於陰也。發於陽。七日愈。發於陰。六日愈。以陽數七。陰數六故也。

太陽病。頭痛至七日以上❹自愈者。❺以行❻其經盡故也。若欲作再經者。❼針足陽明。使經不傳則愈。

【校勘】

❶身：《玉函》卷二「身」下有「體」字。

❷色：《玉函》卷二「黄」下無「色」字。

❸瘲若：瘲，《玉函》卷二「瘲」下有「發作」二字。若，《玉函》卷二作「復以」。

❹以上：《脉經》卷七、《千金翼方》卷十均無此二字。

❺自愈者：《玉函》卷二、《脉經》卷七、《千金翼方》卷十、《百证歌》第三十七证注并作「自當愈」。

❻以行：《玉函》卷二、《總病論》卷一無「以」字，《千金翼方》卷十無「以行」二字。

❼針：《玉函》卷二「針」上有「當」字；《千金翼方》卷十「針」作「刺」，上有「宜」字。

太陽病。欲解時。從巳至未上❶。

風家。表解而不了了者。十二日愈。

病人❷身太❸熱。反欲得衣者。熱在皮膚。寒在骨髓也。

身大寒。反不欲近衣者。寒在皮膚。熱在骨髓也。

太陽中風。陽浮而陰弱。陽浮者。熱自發。陰弱者。汗自出。嗇嗇惡寒。淅淅惡風。翕翕發熱。鼻鳴乾嘔者。

桂枝湯主之。方一。

桂枝三兩去皮❹　芍藥三兩　甘草二兩炙

生薑三兩切　大棗十二枚擘

右五味。㕮咀三味。以水七升。微火煑取三升。去

【校勘】

❶上：《千金翼方》卷九、《玉函》卷二無「上」字。

❷病人：《玉函》卷二作「夫病」。

❸太：通「大」。《白虎通·五行》：「太亦大也。」

❹去皮：《千金翼方》卷九、《玉函》卷七均無「去皮」二字。

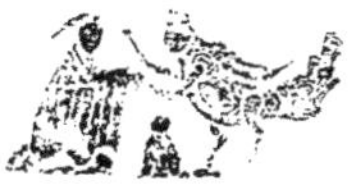

滓。適寒溫，服一升。服已須臾，歠熱稀粥一升餘。以助藥力。溫覆令一時許，遍身漐漐微似有汗者益佳。不可令如水流離，病必不除。若一服汗出病差，停後服，不必盡劑。若不汗，更服依前法。又不汗，後服小促其間，半日許令三服盡。若病重者，一日一夜服，周時觀之。服一劑盡，病證猶在者，更作服。若汗不出，乃服至二三劑。禁生冷、粘滑、肉麵、五辛、酒酪、臭惡等物。

太陽病，頭痛，發熱，汗出，惡風❶，桂枝湯主之。方二。用前第一方。

【校勘】

❶惡風：《脉經》卷七「惡風」下有「若惡寒」三字。

太陽病。項背強几几。反❶汗出惡風者。桂枝加葛根湯主之。方三。

葛根四兩 麻黃❷三兩去節 芍藥二兩

生薑三兩切 甘草二兩炙 大棗十二枚擘

桂枝二兩去皮

右七味。以水一斗。先煮麻黃❷葛根。減二升。去上沫。内諸藥。煮取三升。去滓。溫服一升。覆取微似汗。不須啜粥。餘如桂枝法將息及禁忌。臣億等謹按仲景本論。太陽中風自汗用桂枝。傷寒無汗用麻黃。今證云汗出惡風。而方中有麻黃。恐非本意也。第三卷有葛根湯證云。無汗惡風。正與此方同。是合用麻黃也。此云桂枝加葛根湯。恐是桂

【校勘】

❶反：《玉函》《千金翼方》卷九「反」上有「而」字。

❷麻黃：《玉函》卷七無「麻黃」二字。爲是。

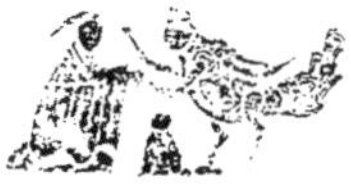

枝中但加葛根耳。

太陽病。下之後❶。其氣上衝者。可與桂枝湯。方用前法。若不上衝者。不得與之。四。

太陽病三日。已發汗。若吐。若下。若溫針。仍不解者。此為壞病。桂枝❷不❸中與之也。觀其脉證。知犯何逆。隨證治之。桂枝❷本為解肌。若其人脉浮緊。發熱汗不出❹者。不可與之也。常須識此。勿令誤也。五。

若酒客病❺。不可與桂枝湯。得之則嘔❻。以❼酒客不喜甘故也。

喘家作桂枝湯。加厚朴杏子❽佳。六。

【校勘】

❶後：《玉函》卷二無「後」。

❷桂枝：《千金翼方》卷九作「桂枝湯」。爲是。

❸不：《脉經》卷七、《玉函》卷二「不」上并有「復」字。

❹汗不出：《玉函》卷二、《千金要方》卷九、《千金翼方》卷九并作「無汗」。

❺若酒客病：《玉函》卷二作「酒客」。

❻得之則嘔：《千金要方》卷九作「若服必嘔」。

❼以：《玉函》卷二無「以」字。

❽子：《千金翼方》卷九作「仁」。

凡[1]服桂枝湯吐者。其後必吐膿血也。

太陽病。發汗。遂漏不止。其人惡風[2]。小便難。四肢微[3]急。難以屈伸者。桂枝加附子湯主之。方七。

桂枝三兩 去皮　芍藥三兩　甘草三兩 炙

生薑三兩 切　大棗十二枚 擘　附子一枚 炮去皮破八片

右六味。以水七升。煮取三升。去滓。溫服一升。本云桂枝湯。今加附子。將息如前法。

太陽病下之後[4]。脈促胷滿者。桂枝去芍藥湯主之。方八。促一作縱

桂枝三兩 去皮　甘草二兩 炙

【校勘】

[1] 凡：《玉函》卷二無「凡」字。

[2] 惡風：《太平聖惠方》卷八作「必惡寒」。

[3] 微：《太平聖惠方》卷八作「拘」，爲是。

[4] 後：《玉函》卷二無「後」字。

生薑三兩切 大棗十二枚擘

右四味，以水七升，煮取三升，去滓。温服一升。本云桂枝湯，今去芍藥，將息如前法。

若微寒❶者，桂枝去芍藥加附子湯主之❷。方九。

桂枝三兩去皮 甘草二兩炙 生薑三兩切

大棗十二枚擘 附子一枚炮去皮破八片

右五味，以水七升，煮取三升，去滓。温服一升。本云桂枝湯，今去芍藥加附子，將息如前法。

太陽病，得之八九日，如瘧狀，發熱惡寒，熱多寒少，其人❸不嘔，清便欲自可❹，一日二三度發❺，脉微緩者，

【校勘】

❶ 寒：《玉函》卷二「寒」上有「惡」字。義勝。

❷ 若微惡寒……附子湯主之：《脉經》卷七、《千金翼方》卷九、《玉函》卷二均將本條與上條并爲一條，則文義連貫。爲是。

❸ 其人：《活人書》卷八無「其人」二字。

❹ 欲自可：《玉函》卷二作「自調」。「欲」，本書《辨不可發汗病脉证并治》作「續」。

❺ 一日二三度發：《玉函》卷二「日」上無「一」字；《脉經》卷七、《千金翼方》卷九「二三度」并作「再三」。《活人書》卷八作「日一二發」。

爲欲愈也❶。脉微而惡寒者，此陰陽俱虚，不可更發汗、更下、更吐也❷。面色反有熱色者，未欲解也❸。以其不能得小❹汗出，身必痒，宜桂枝麻黄各半湯方。十。

桂枝一兩十六銖，去皮　芍藥　生薑切　甘草炙　麻黄各一兩，去節　大棗四枚，擘　杏仁二十四枚，湯浸，去皮尖及兩仁者

右七味，以水五升，先煑麻黄一二沸，去上沫，内諸藥，煑取一升八合，去滓，温服六合。本云桂枝湯三合，麻黄湯三合，併爲六合，頓服。將息如上法。臣億等謹按：桂枝湯方，桂枝、芍藥、生薑各三兩，甘草二兩，大棗十二枚。麻黄湯方，麻黄三

【校勘】

❶脉微緩者爲欲愈也：《脉經》卷七無此八字；《千金翼方》卷九「脉」上有「其」字。

❷更發汗更下更吐也：《玉函》卷二作「復吐下發汗也」；《脉經》卷七「汗」下無「更下、更吐也」五字。

❸未欲解也：《千金翼方》卷九作「爲未欲解」；《總病論》卷二「未」下無「欲」字。

❹小：《千金翼方》卷九無「小」字。

兩，桂枝二兩，甘草一兩，杏仁七十箇，今以算法約之，二湯各取三分之一，即得桂枝一兩十六銖，芍藥、生薑、甘草各一兩，大棗四枚，杏仁二十三箇零三分枚之一，收之得二十四箇，合方。詳此方乃三分之一，非各半也，宜云合半湯。

太陽病，初服桂枝湯，反❶煩不解者，❷先刺風池、風府，却與桂枝湯則愈。十一。用前第十一方。

服桂枝湯，大汗出，脉洪大者，❸與桂枝湯，如前法。❹若形似瘧，一日再發者，❺汗出必❻解，宜桂枝二麻黄一湯。方十二。

桂枝一兩十七銖，去皮　芍藥一兩六銖　麻黄十六銖，去節

生薑一兩六銖，切　杏仁十六箇，去皮尖　甘草一兩二銖，炙

【校勘】

❶反：《脉經》卷七、《千金翼方》卷九「反」上并有「而」字。

❷先：《脉經》卷七「先」上并有「當」字；《千金翼方》卷十「先」上有「宜」字。

❸脉洪大者：《玉函經》卷二作「若脉但洪大」。

❹如前法：《玉函》卷二、《脉經》卷七、《千金翼方》卷九并無「如前法」三字。

❺日再發者：《脉經》卷七作「一日再三發」；《玉函》卷二「日」上有「一」字。

❻必：《脉經》卷七作「便」。

大棗五枚擘

右七味。以水五升。先煮麻黃一二沸。去上沫。內諸藥。煮取二升。去滓。溫服一升。日再服。本云桂枝湯二分。麻黃湯一分。合為二升。分再服。今合為一方。將息如前法。臣億等謹按桂枝湯方。桂枝芍藥生薑各三兩。甘草二兩。大棗十二枚。麻黃湯方。麻黃三兩。桂枝二兩。甘草一兩。杏仁七十箇。今以算法約之。桂枝湯取十二分之五。即得桂枝芍藥生薑各一兩六銖。甘草二十銖。大棗五枚。麻黃湯取九分之二。即得麻黃十六銖。桂枝十銖三分銖之二。收之得十一銖。甘草五銖三分銖之一。收之得六銖。杏仁十五箇九分枚之四。收之得十六箇。二湯所取相合。即共得桂枝一兩十七銖。麻黃十六銖。生薑芍藥各一兩六銖。甘草一兩二銖。大棗五枚。杏仁十六箇。合方。

服桂枝湯。大汗出後。大煩渴不解。脉洪大者。白虎加人參湯主之。方十三。

知母六兩　石膏一斤碎綿裹　甘草炙二兩

粳米六合　人參三兩

右五味。以水一斗。煑米熟湯成。去滓。温服一升。日三服。

太陽病。發熱惡寒。熱多寒少。脉微弱者。此無陽也。不可發汗。❶宜桂枝二越婢一湯。方十四。

桂枝去皮　芍藥　麻黄　甘草各十八銖炙

大棗四枚擘　生薑一兩二銖切　石膏二十四銖碎綿裹

【校勘】

❶發汗：《脉經》卷七、《玉函》卷二并作「復發其汗」。

右七味，以水五升，煑[1]麻黄一二沸，去上沫，内諸藥，煑取二升，去滓，温服一升。本云當裁為越婢湯桂枝湯合之，飲一升，今合為一方，桂枝湯二分，越婢湯一分。臣億等謹按：桂枝湯方，桂枝、芍藥、生薑各三兩，甘草二兩，大棗十二枚。越婢湯方：麻黄二兩，生薑三兩，甘草二兩，石膏半斤，大棗十五枚。今以算法約之，桂枝湯取四分之一，即得桂枝、芍藥、生薑各十八銖，甘草十二銖，大棗三枚。越婢湯取八分之一，即得麻黄十八銖，生薑九銖，甘草六銖，石膏二十四銖，大棗一枚，八分之七棄之。二湯所取相合，即共得桂枝、芍藥、麻黄各十八銖，生薑一兩三銖，石膏二十四銖，大棗四枚，合方。舊云桂枝三，今取四分之一，即當云桂枝二也。越婢湯方，見仲景雜方中。《外臺秘要》一云起脾湯。

服桂枝湯，或下之，仍[2]頭項强痛，翕翕發熱，無汗，心

【校勘】

[1] 煑：《玉函》卷二、《千金翼方》卷九「煑」上均有「先」字。

[2] 仍：《脉經》卷七無。

下滿微痛。小便不利者。桂枝去桂加茯苓白朮湯主之。方十五。

芍藥三兩　甘草二兩炙　生薑切

白朮　茯苓各三兩　大棗十二枚擘

右六味。以水八升。煮取三升。去滓。温服一升。小便利則愈。本云桂枝湯。今去桂枝加茯苓白朮。

傷寒脉浮。自汗出。小便數。心煩。微惡寒。脚攣急。反與桂枝❶。欲攻其表。此誤也❷。得之便厥。咽中❸乾。煩躁吐逆者。作❹甘草乾薑湯與之。以復其陽。若厥愈足温者。更作芍藥甘草湯與之。其脚即伸。若胃氣不

【校勘】

❶ 桂枝：《玉函》卷七作「桂枝湯」。

❷ 此誤也：《玉函》卷二、卷七、《脉經》卷七、《千金翼方》卷十均無「此誤也」三字。

❸ 中：《脉經》卷七無「中」字。

❹ 作：《玉函》卷二「作」上有「當」字。成注「作」上有「先」字。

和。讝語者。少與調胃承氣湯。若重發汗❶。復加燒針者。四逆湯主之。方十六。

甘草乾薑湯方

甘草四兩炙　乾薑二兩

右二味。以水三升。煑取一升五合。去滓。分温再服。

芍藥甘草湯方

白❷芍藥　甘草各四兩炙

右二味。以水三升。煑取一升五合。去滓。分温再服。

【校勘】

❶若重發汗：《脉經》卷七作「重發其汗」。

❷白：《千金翼方》卷九、《玉函》卷七均無「白」字。

調胃承氣湯方

大黄四兩，去皮，清酒洗❶　甘草二兩，炙　芒消半升

右三味。以水三升。煑取一升。去滓。内芒消。更上火微煑令沸。少少温服之。

四逆湯方

甘草二兩，炙　乾薑一兩半　附子一枚，生用，去皮，破八片

右三味。以水三升。煑取一升二合。去滓。分温再服。强人可大附子一枚。乾薑三兩。

問曰。證象陽旦。按法治之而增劇。厥逆。咽中乾。兩脛拘急而讝語。師曰。言夜半手足當温。兩脚當伸。

【校勘】

❶洗：《玉函》卷七作「浸」。

後知師言。何以知此❶。答曰。寸口脉浮而大。浮為風。大為虛。風則生微熱。虛則兩脛攣。病形象桂枝。因加附子參其間。增桂令汗出。附子温經。亡陽故也。厥逆咽中乾。煩躁。陽明内結。讝語煩亂。更飲甘草乾薑湯。夜半陽氣還。兩足當熱。脛尚微拘急。重❷與芍藥甘草湯。爾乃脛伸。以❸承氣湯微溏。則止其讝語。故知病可愈。

傷寒論卷第二

【校勘】

❶此：《玉函》卷二作「之」。

❷重：《玉函》卷二無「重」字。

❸以：《玉函》卷二作「與」。

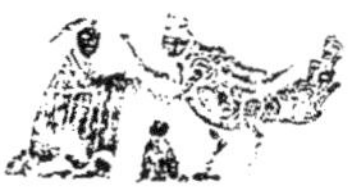

傷寒論卷第三　　仲景全書第三

漢　張仲景述　晉　王叔和撰次
宋　林億校正
明　趙開美校刻
沈　琳仝校

辨太陽病脉證并治中第六 合六十六法。方三十九首。并見太陽陽明合病法。

太陽病，項背強几几，無汗，惡風，葛根湯主之。第一。七味。〔八六〕

太陽陽明合病，必自利，葛根湯主之。第二。用前第一。

方。一云。用〔八七〕後第四方。

太陽陽明合病。不下利。但嘔者。葛根加半夏湯主之。第三。八味〔八七〕

太陽病。桂枝證。醫反下之。利不止。葛根黃芩黃連湯主之。第四。四味〔八八〕

太陽病。頭痛。發熱。身疼。惡風。無汗而喘者。麻黃湯主之。第五。四味〔八九〕

太陽陽明合病。喘而胷滿。不可下。宜麻黃湯主之。第六。用前第五方。〔八九〕

太陽病。十日以去。脉浮細而嗜臥者。外已解。設

胷滿痛與小柴胡湯。脉但浮者。與麻黄湯。第七。用前第五方。小柴胡湯。七味。〔八九〕

太陽中風。脉浮緊。發熱惡寒。身疼痛。不汗出而煩躁者。大青龍湯主之。第八。七味。〔九〇〕

傷寒脉浮緩。身不疼。但重。乍有輕時。無少陰證。大青龍湯發之。第九。用前第八方。〔九一〕

傷寒表不解。心下有水氣。乾嘔發熱而欬。小青龍湯主之。第十。八味。加減法附。〔九二〕

傷寒心下有水氣。欬而微喘。小青龍湯主之。第十一。用前第十方。〔九三〕

太陽病。外證未解。脉浮弱者。當以汗解。宜桂枝湯。第十二。五味〔九三〕

太陽病。下之微喘者。表未解。桂枝加厚朴杏子湯主之。第十三。七味〔九四〕

太陽病。外證未解。不可下也。下之為逆。解外宜桂枝湯。第十四。用前第十二方。〔九四〕

太陽病。先發汗不解。復下之。脉浮者。當解外。宜桂枝湯。第十五。用前第十二方。〔九五〕

太陽病。脉浮緊。無汗。發熱。身疼痛。八九日不解。表證在。發汗已。發煩。必衄。麻黃湯主之。第十六

用前第五方。下有太陽〔九五〕
病并二陽併病四證。

脉浮者病在表可發汗宜麻黃湯第十七。用前第五方。一法用桂枝湯。〔九七〕

脉浮數者可發汗宜麻黃湯第十八。用前第五方。〔九七〕

病常自汗出榮衛不和也發汗則愈宜桂枝湯第十九。用前第十二方。〔九七〕

病人藏無他病時自汗出衛氣不和也宜桂枝湯第二十。用前第十二方。〔九七〕

傷寒脉浮緊不發汗因衄麻黃湯主之第二十一。用前第五方。〔九七〕

傷寒不大便六七日。頭痛有熱。與承氣湯。小便清者。知不在裏。當發汗。宜桂枝湯。第二十二。用前第十二方。〔九八〕

傷寒發汗解半日許。復熱煩。脉浮數者。可更發汗。宜桂枝湯第二十三。用前第十二方。下別有三病證。〔九八〕

下之後。復發汗。晝日煩躁不得眠。夜而安靜。不嘔不渴。無表證。脉沈微者。乾薑附子湯主之。第二十四。二味〔九九〕

發汗後。身疼痛。脉沈遲者。桂枝加芍藥生薑各一兩人參三兩新加湯主之。第二十五。六味〔九九〕

發汗後。不可行桂枝湯。汗出而喘。無大熱者。可與麻黄杏子甘草石膏湯第二十六。四味〔一〇〇〕

發汗過多。其人叉手自冒心。心悸欲得按者。桂枝甘草湯主之第二十七。二味〔一〇一〕

發汗後。臍下悸。欲作奔豚。茯苓桂枝甘草大棗湯主之第二十八。四味。下有作甘爛水法。〔一〇二〕

發汗後。腹脹滿者。厚朴生薑半夏甘草人參湯主之第二十九。五味〔一〇三〕

傷寒吐下後。心下逆滿。氣上衝胷。頭眩。脉沈緊者。茯苓桂枝白术甘草湯主之第三十。四味〔一〇四〕

發汗病不解。反惡寒者。虚故也。芍藥甘草附子湯主之第三十一。三味〔一〇三〕

發汗若下之不解。煩躁者。茯苓四逆湯主之。第三十二。五味〔一〇三〕

發汗後惡寒。虚故也。不惡寒。但熱者。實也。與調胃承氣湯。第三十三。三味〔一〇四〕

太陽病。發汗後。大汗出。胃中乾躁。不能眠。欲飲水。小便不利者。五苓散主之。第三十四。五味。即猪苓散是。〔一〇五〕

發汗已。脉浮數。煩渴者。五苓散主之。第三十五。

用前第三十四方。〔一〇五〕

傷寒汗出而渴者。五苓散。不渴者。茯苓甘草湯主之。第三十六。四味〔一〇五〕

中風發熱六七日不解而煩。有表裏證。渴欲飲水。水入則吐。名曰水逆。五苓散主之。第三十七。用前第三十四方。下別有三病證。〔一〇六〕

發汗吐下後。虛煩不得眠。心中懊憹。梔子豉湯主之。若少氣者。梔子甘草豉湯主之。若嘔者。梔子生薑豉湯主之。第三十八。梔子豉湯二味。梔子甘草豉湯。梔子生薑豉湯。並三味。〔一〇七〕

發汗若下之煩熱胷中窒者梔子豉湯主之第三十九。用上初方。〔一〇八〕

傷寒五六日大下之身熱不去心中結痛者梔子豉湯主之第四十。用上初方。〔一〇九〕

傷寒下後心煩腹滿臥起不安者梔子厚朴湯主之第四十一。三味〔一〇九〕

傷寒醫以丸藥下之身熱不去微煩者梔子乾薑湯主之第四十二。二味。下有不可與梔子湯一證。〔一〇九〕

太陽病發汗不解仍發熱心下悸頭眩身瞤眞武湯主之第四十三。五味。下有不可汗五證。〔一一〇〕

汗家重發汗必恍惚心亂禹餘粮丸主之第四十四。方本闕。下有吐蚘先汗下二證。〔一一〕

傷寒醫下之清穀不止身疼痛急當救裏後身疼痛清便自調急當救表救裏宜四逆湯救表宜桂枝湯第四十五。桂枝湯用前第十二方。四逆湯三味。〔一二〕

太陽病未解脉陰陽俱停陰脉微者下之解宜調胃承氣湯第四十六。用前第三十三方。一云用大柴胡湯。前有太陽病一證。〔一三〕

太陽病發熱汗出榮弱衛強故使汗出欲救邪風宜桂枝湯第四十七。用前第十二方。〔一三〕

傷寒五六日中風往来寒熱胷脅滿不欲食心煩喜嘔者小柴胡湯主之第四十八（再見柴胡湯加減法附。）（一一四）

血弱氣盡腠理開邪氣因入與正氣分爭往来寒熱休作有時小柴胡湯主之第四十九（用前方渴者屬陽明證附下有柴胡不中與一證。）（一一五）

傷寒四五日身熱惡風項强脅下滿手足温而渴者小柴胡湯主之第五十（用前方）（一一六）

傷寒陽脉濇陰脉弦法當腹中急痛先與小建中湯不差者小柴胡湯主之第五十一（用前方小建中

湯。六味。下有嘔家不可用建中湯。并服小柴胡一證。〔二一六〕

傷寒二三日。心中悸而煩者。小建中湯主之。第五十二。用前第五十一方。〔二一七〕

太陽病。過經十餘日。反二三下之。後四五日。柴胡證仍在。微煩者。大柴胡湯主之。第五十三。加大黃八味。〔二一八〕

傷寒十三日不解。胷脅滿而嘔。日晡發潮熱。柴胡加芒消湯主之。第五十四。八味。〔二一九〕

傷寒十三日。過經讝語者。調胃承氣湯主之。第五十五。用前第三十二方。〔二二〇〕

太陽病不解。熱結膀胱。其人如狂。宜桃核承氣湯。第五十六。五味〔一二〇〕

傷寒八九日。下之。胸滿煩驚。小便不利。讝語。身重者。柴胡加龍骨牡蠣湯主之。第五十七。十二味〔一二一〕

傷寒腹滿讝語。寸口脉浮而緊。此肝乘脾也。名曰縱。刺期門。第五十八。〔一二二〕

傷寒發熱。嗇嗇惡寒。大渴欲飲水。其腹必滿。自汗出。小便利。此肝乘肺也。名曰橫。刺期門。第五十九。下有太陽病二證。〔一二三〕

傷寒脉浮。醫火劫之。亡陽。必驚狂。臥起不安者。

桂枝去芍藥加蜀漆牡礪龍骨救逆湯主之第六十。七味。下有不可火五證。〔二二四〕

燒針被寒針處核起必發奔豚氣桂枝加桂湯主之第六十一。五味。〔二二六〕

火逆下之因燒針煩躁者桂枝甘草龍骨牡蠣湯主之第六十二。四味。下有太陽四證。〔二二六〕

太陽病過經十餘日温温欲吐胷中痛大便微溏與調胃承氣湯第六十三。用前第三十三方。〔二二八〕

太陽病六七日表證在脉微沉不結胷其人發狂以熱在下焦少腹滿小便自利者下血乃愈

抵當湯主之。第六十四。四味〔一二九〕

太陽病。身黃。脉沈結。少腹鞕。小便自利。其人如狂者。血證諦也。抵當湯主之。第六十五。用前方。

傷寒有熱。少腹滿。應小便不利。今反利者。有血也。當下之。宜抵當丸。第六十六。四味。下有太陽病一證。

太陽病。項背強几几。無汗。惡風。葛根湯主之。方一。

葛根四兩 麻黃三兩去節 桂枝二兩去皮

生薑三兩切 甘草二兩炙 芍藥二兩

大棗十二兩擘

右七味。以水一斗。先煮麻黃葛根。減二升。去白❶

【校勘】

❶白：《玉函》卷七、《千金翼方》卷九作「上」。義勝。

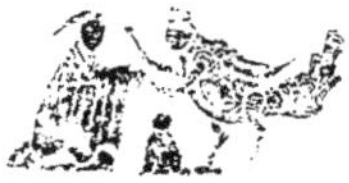

沫。内諸藥。煮取三升。去滓。温服一升。覆取微似汗。餘如桂枝法將息及禁忌。諸湯皆倣此。

太陽與陽明合病者。必自下利❶。葛根湯主之。方二。用前第一方。一云用後第四方。

太陽與陽明合病。不下利。但嘔者。葛根加半夏湯主之。方三。

葛根四兩　麻黄三兩，去節　甘草二兩，炙

芍藥二兩　桂枝二兩，去皮　生薑二兩，切

半夏半升，洗　大棗十二枚，擘

右八味。以水一斗。先煮葛根麻黄。減二升。去白❷

【校勘】

❶必自下利：《千金翼方》卷九作「而自利」。

❷白：《玉函》卷七、《千金翼方》卷九作「上」。義勝。

沫，內諸藥，煮取三升，去滓，溫服一升，覆取微似汗。

太陽病，桂枝證，醫反下之，利遂❶不止，脉促者❷，表未解也；喘而汗出者，葛根黃芩黃連湯主之。方四。促一作縱。

葛根半斤　甘草二兩，炙　黃芩三兩　黃連三兩

右四味，以水八升，先煮葛根，減二升，內諸藥，煮取二升，去滓，分溫再服。

太陽病，頭痛發熱，身❸疼腰痛，骨節疼痛❹，惡風❺無汗

【校勘】

❶利遂：《玉函》卷二、《脉經》卷七、《千金翼方》卷九并作「遂利」。

❷脉促者：《玉函》卷二、《千金翼方》卷九并作「其脉促」。

❸身：《玉函》卷二「身」下有「體」字。

❹痛：《千金翼方》卷九無「痛」字。

❺風：《千金要方》卷九作「寒」。

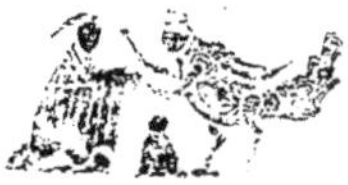

而喘者。麻黄湯主之。方五。

麻黄三兩去節　桂枝二兩去皮❶　甘草一兩炙

杏仁七十箇去皮尖❷

右四味。以水九升。先煑麻黄。減二升。去上沫。內諸藥。煑取二升半。去滓。温服八合。覆取微似汗。❸不須啜粥。餘如桂枝法將息。

太陽與陽明合病。喘而胷滿者。不可下。宜麻黄湯。六。用前第五方。

太陽❹病。十日以❺去。脉浮細而嗜卧者。外已解也。設胷滿脅痛者。與小柴胡湯。脉但浮者。與麻黄湯。七。

【校勘】

❶去皮：《玉函》卷七、《千金翼方》卷九無「去皮」二字。

❷七十個「箇」去皮尖：《玉函》卷七、《千金翼方》卷九「個」并作「枚」。《玉函》卷七無「去皮尖」三字。《千金要方》「枚」下有「喘不甚，用五十枚」七字。

❸覆取微似汗：《玉函》卷七作「温覆出汗」。

❹太陽：《玉函》卷二無「太陽」二字。

❺以：通「已」。《三國志》卷二三《魏書·杜襲傳》：「吾計以定，卿勿復言。」《玉函》卷二、《千金翼方》卷九并作「已」。

用前第五方。

小柴胡湯方

柴胡半斤 黄芩 人參 甘草炙

生薑各三兩切 大棗十二枚擘 半夏半升洗

右七味。以水一斗二升。煮取六升。去滓再煎取三升。温服一升。日三服。

太陽中風。脉浮緊。發熱惡寒。身疼痛。不汗出而煩躁者。大青龍湯主之。若脉微弱。汗出惡風者。不可服之。服之則厥逆。筋惕肉瞤。此為逆也。大青龍湯方八。

麻黄六兩，去節 桂枝二兩，去皮❶ 甘草二兩，炙

杏仁四十枚，去皮尖 生薑三兩，切 大棗十枚，擘

石膏如雞子大，碎❷

右七味，以水九升，先煮麻黄，减二升，去上沫，内諸藥，煮取三升，去滓，温服一升，取微似汗。汗出多者，温粉粉之。一服汗者，停後服。若復服，汗多亡陽，遂一作逆虚，惡風煩躁，不得眠也。

傷寒脉浮緩，身不疼，但重，乍❸有輕時，無少陰證者，大❹青龍湯發之。九。用前第八方。

傷寒表不解，心下有水氣，乾嘔發熱而欬❺，或渴，或

仲景全書　卷三　二一

【校勘】

❶去皮：《玉函》卷七無「去皮」二字。

❷碎：《玉函》卷七、《千金翼方》卷九「碎」下有「綿裹」。

❸乍：《太平聖惠方》卷八作「或」。

❹大：《玉函》卷二、《千金翼方》卷九「大」上有「可與」二字。

❺干嘔發熱而咳「欬」：《玉函》卷二、《千金翼方》卷九并作「咳而發熱」。

利或噎或小便不利少腹滿或喘者小青龍湯主之方十

麻黃去節 芍藥 細辛 乾薑

甘草炙 桂枝各三兩，去皮❶ 五味子半升 半夏半升，洗❷

右八味以水一斗先煑麻黃減二升去上沫内諸藥煑取三升去滓温服一升若渴去半夏加栝樓根三兩若微利去麻黃加蕘花如一雞子熬令赤色若噎者去麻黃加附子一枚炮若小便不利少腹滿者去麻黃加茯苓四兩若喘去麻黃加杏仁半升去皮尖且蕘花不治利麻黃

【校勘】

❶ 去皮：《玉函》卷七、《千金翼方》卷九無「去皮」二字。

❷ 洗：《玉函》卷二無「洗」字。

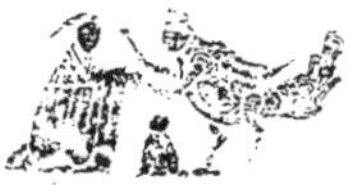

主喘。今此語反之，疑非仲景意。臣億等謹按小青龍湯大要治水。又按本草蕘花下十二水，水去利則止也。又按千金，形腫者應內麻黃，乃內杏仁者，以麻黃發其陽故也。以此證之，豈非仲景意也。

傷寒心下有水氣，欬而微喘，發熱不渴。服湯已渴者，此寒去欲解也。小青龍湯主之。十一。用前第十方

太陽病，外證未解，脉浮弱者，當以汗解，宜桂枝湯。方十二。

桂枝去皮　芍藥　生薑各三兩切

甘草二兩炙　大棗十二枚擘

右五味，以水七升，煮取三升，去滓，温服一升，須

臾啜熱稀粥一升。助藥力。取微汗。

太陽病下之微喘者。表未解故也。桂枝加厚朴杏子湯主之❶。方十三。

桂枝三兩去皮 甘草二兩炙 生薑三兩切

芍藥三兩 大棗十二枚擘 厚朴二兩炙去皮

杏仁五十枚去皮尖

右七味。以水七升。微火煮取三升。去滓。溫服一升。覆取微似汗。

太陽病。外❷證未解。不可下也。下之為逆。欲解外者❸。宜桂枝湯。十四。用前第十二方。

【校勘】

❶ 桂枝加厚朴杏子湯主之：《千金翼方》卷九作「宜桂枝湯」。

❷ 外：《脉經》卷七「外」上有「有」字。

❸ 欲解外者：《千金翼方》卷九作「解外」。《玉函》卷二無「欲」字；《永樂大典》卷三千六百十五無「外」字。

太陽病先發汗不解而復❶下之脉浮者不愈浮為在外而反下之故令不愈今脉浮故在外當須解外❷則愈宜桂枝湯十五用前第十二方

太陽病脉浮緊無汗發熱身疼痛八九日不解表證仍在❸此當發其汗服藥已❹微除其人發煩目瞑劇者必衄衄乃解所以然者陽氣重故也麻黃湯主之十六用前第五方

太陽病脉浮緊發熱身無汗自衄者愈

二陽併病太陽初得病時發其汗汗先出❺不徹因轉屬陽明續自微汗出不惡寒若太陽病證不罷

【校勘】

❶復：《玉函》卷二無「復」字。

❷當須解外：《玉函》卷二、《脉經》卷七、《千金翼方》卷九「當須解外」并作「當解其外」。

❸表證仍在：《脉經》卷七作「表候續在」。

❹服藥已：《千金翼方》卷九「藥」下無「已」字。「服藥」二字連下讀。

❺出：《脉經》卷七「出」下有「復」字。

者不可下下之為逆如此可小發汗設面色緣緣正赤者陽氣怫鬱在表❶當解之熏之若發汗不徹❷不足言陽氣怫鬱不得越❸當汗不汗其人躁煩不知痛處乍在腹中乍在四肢按之不可得其人短氣但坐以汗出不徹故也更發汗則愈何以知汗出不徹以脉濇故知也

脉浮數者法當汗出而愈若下之身重心悸者不可發汗當自汗出乃解所以然者尺中脉❹微此裏虚須表裏實❺津液自❻和便❼自汗出愈

脉浮緊者法當身疼痛❽宜以汗解之假令尺中遲❾

【校勘】

❶在表：《玉函》卷二作「不得越」。

❷徹：《脉經》卷七「徹」上有「大」字。

❸若發汗……不得越：《玉函》卷二無此十五字。

❹脉：《病源》卷七無「脉」字。

❺此裏虚，須表裏實：《病源》卷七作「裏虚表實」。

❻自：《脉經》卷七無。

❼便：《玉函》卷二、《脉經》卷七并作「即」。

❽痛：《玉函》卷二「痛」上有「頭」字。

❾遲：《玉函》卷二、《脉經》卷七、《總病論》卷二「遲」上并有「脉」字。

者不可發汗。何以知然。以❶榮氣不足。血少❷故也。

脉浮者。病在表。可發汗。宜麻黄湯❸十七。用前第五方，法用桂枝湯。

脉浮而數者。可發汗。宜麻黄湯十八。用前第五方

病常自汗出者。此為榮氣和。榮氣和者。外不諧❹。以衛氣不共榮氣諧和故爾。以❺榮行脉中❻。衛行脉外。復發其汗。榮衛和則愈。宜桂枝湯十九。用前第十二方

病人藏無他病。時❼發熱。自汗出而不愈者。此衛氣不和也。先其時發汗。則❽愈。宜桂枝湯二十。用前第十二方

傷寒脉浮緊。不發汗。因致衄者。麻黄湯主之。二十

【校勘】

❶以：《玉函》卷二、《脉經》卷七并作「此爲」。

❷血少：《玉函》卷二、《千金翼方》卷十并作「血氣微少」；《脉經》卷七「血」下有「微」字。

❸麻黄湯：《玉函》卷二下有「一云：桂枝湯」。《脉經》卷七作「屬桂枝湯证」。

❹不諧：《脉經》卷七、《千金要方》卷九并作「而外不解」。

❺以：《脉經》卷七、《千金要方》卷九、《千金翼方》卷九均無「以」字。

❻中：《脉經》卷七「中」下有「爲陰主内」四字。《脉經》卷七「外」下有「爲陽主外」四字。

❼時：《千金要方》卷九作「時時」。

❽則：《玉函》卷二作「即」。

一用前第五方

傷寒不大便六七日。頭痛有熱者。與❶承氣湯。其小便清❷者。一云大便青 知不在裏。仍❸在表也。當❹須發汗。若❺頭痛者。必衄❻。宜桂枝湯。二十二。用前第十二方

傷寒發汗已解。半日許復煩。脈浮數者。可更發汗。宜桂枝湯。二十三。用前第十二方

凡病若發汗。若吐。若下。若亡血。亡津液。陰陽自和者。必自愈。

大下之後。復❼發汗。小便不利者。亡津液故也。勿治之。得小便利。必自愈。

【校勘】

❶與：《玉函》卷二作「未可與」。

❷清：《玉函》卷二、《外臺》卷一「清」上有「反」字。

❸仍：《玉函》卷二作「而」；《千金翼方》卷九作「故」。

❹當：《玉函》卷二、《脉經》卷七、《千金翼方》卷九無「當」字。

❺若：《玉函》卷二無「若」字。

❻衄：《外臺》卷一「衄」下有「血」字。

❼復：《玉函》卷二無「復」字。

下之後。復發汗[1]。必振寒。脉微細。所以然者。以内外俱虚故也。

下之後。復發汗。晝日煩躁。不得眠。夜而安靜。不嘔不渴。無表證。脉沈微。身無大熱者。乾薑附子湯主之方二十四。

乾薑一兩　附子一枚。生用。去皮。切八片。

右二味。以水三升。煑取一升。去滓。頓服。

發汗後。身疼痛。脉沈遲者。桂枝加芍藥生薑各一兩。人參三兩。新加湯[2]主之方二十五。

桂枝三兩去皮　芍藥四兩　甘草二兩炙

【校勘】

❶復發汗：《玉函》卷二作「發其汗」。

❷桂枝加……新加湯：此十七字《玉函》卷七、《脉經》卷七、《千金翼方》卷十均作「桂枝加芍藥生薑人參湯」。

人參三兩　大棗十二枚擘　生薑四兩

右六味，以水一斗二升，煑取三升，去滓，溫服一升。本云❶桂枝湯，今加芍藥、生薑、人參。

發汗後，不可更行桂枝湯。汗出而喘，無大熱者，可與麻黃杏仁甘草石膏湯。方二十六。

麻黃四兩，去節　杏仁五十箇，去皮尖　甘草二❷兩，炙　石膏半斤，碎，綿裹

右四味，以水七升，煑❸麻黃，減二升，去上沫，內諸藥，煑取二升，去滓，溫服一升。本云黃耳柸。

發汗過多，其人叉手自冒心，心下悸，欲得按者，桂

【校勘】

❶云：《玉函》卷七作「方」。

❷二：《玉函》卷七作「一」。

❸煑：《玉函》卷七、《千金翼方》卷十「煑」上有「先」字。爲是。

枝甘草湯主之。方二十七。

桂枝四兩去皮　甘草二兩炙

右二味。以水三升。煑取一升。去滓。頓服。

發汗後。其人臍下悸者。欲作奔豚。茯苓桂枝甘草大棗湯主之。方二十八。

茯苓半斤　桂枝四兩去皮　甘草二兩炙

大棗十五枚擘

右四味。以甘爛水一斗。先煑茯苓。減二升。內諸藥。煑取三升。去滓。溫服一升。日三服。

作甘爛水法。取水二斗。置大盆內。以杓揚之。水

上有珠子五六千顆相逐取用之。

發汗後腹脹滿者厚朴生薑半夏甘草人參湯主之方二十九。

厚朴半斤炙去皮　生薑半斤切　半夏半升洗

甘草❶二兩　人參一兩

右五味❷以水一斗煑取三升去滓溫服一升日三服。

傷寒若吐若下後❸心下逆滿氣上衝❹胷起則頭眩脉沈緊發汗則動經身為振振搖者茯苓桂枝白朮甘草湯主之方三十。

【校勘】

❶甘草：《千金翼方》卷十此下有「炙」字。爲是。

❷味：《玉函》卷七「味」下有「㕮咀」二字。後同。

❸傷寒若吐若下後：《玉函》卷二「若下」後有「若發汗」三字，《千金要方》卷十「傷寒」下有「發汗」二字，《千字翼方》卷十「若吐若下」作「吐下發汗」。

❹衝：《脉經》卷七、《千金翼方》卷十并作「撞」。

茯苓四兩　桂枝三兩去皮　白术　甘草各二兩炙

右四味，以水六升，煑取三升，去滓，分溫三服。❶

發汗病不解，反惡寒者，虚故也，芍藥甘草附子湯主之。方三十一。

芍藥　甘草各三兩炙　附子一枚炮去皮破八片

右三味，以水五升，煑取一升五合，去滓，分溫三服。疑非仲景方。

發汗若下之，病仍不解，煩躁者，茯苓四逆湯主之。方三十二。

茯苓四兩　人參一兩　附子一枚生用去皮破八片

【校勘】

❶服：《玉函》卷七「服」下有「小便即利」四字。

甘草二兩炙　乾薑一兩半

右五味。以水五升。煮取三升。去滓。溫服七合。日二服。

發汗後。惡寒者。虛故也。不惡寒。但熱者。實也。當和胃氣。與調胃承氣湯。方三十三。玉函云與小承氣湯。

芒消半升　甘草二兩炙　大黃四兩去皮清酒洗

右三味。以水三升。煮取一升。去滓。內芒消。更煮兩沸。頓服。

太陽病。發汗後。大❶汗出。胃中乾❷。煩躁不得眠。欲得飲水者❸。少少與飲之❹。令胃氣❺和則愈。若脉浮。小便

【校勘】

❶大：《脉經》卷七「大」上有「若」字。

❷乾：《脉經》卷七作「燥」。

❸欲得飲水者：《玉函》卷二、《脉經》卷七、《千金翼方》卷十并作「其人欲飲水」。

❹少少與飲之：《玉函》卷二、《脉經》卷七、《千金翼方》卷十「少少與」并作「當稍」。成注：「欲飲水者，少少與之。」

❺胃氣：《玉函》卷二、《脉經》卷七「氣」并作「中」；《總病論》卷二「胃」下無「氣」字。

❶不利。微熱消❷渴者。五苓散主之❸。方三十四。即猪苓散是。

猪苓十八銖去皮　澤瀉一兩六銖　白朮十八銖

茯苓十八銖　桂枝半兩去皮

右五味。擣為散。以白飲和服方寸匕。日三服。多飲煖水。汗出愈。如法將息。

發汗已。脉浮數煩渴者。五苓散主之。三十五。用前第三十四方。

傷寒汗出而渴者。五苓散主之。不渴者。茯苓甘草湯主之。方三十六。

茯苓二兩　桂枝二兩去皮　甘草一兩炙　生薑三兩切

【校勘】

❶不：《太平聖惠方》卷八無「不」字。

❷消：《太平聖惠方》卷八無「消」字。

❸主之：《脉經》卷七作「利小便發汗」。

右四味。以水四升。煑取二升。去滓。分温三服。

中風發熱。六七日不解而煩。有表裏證。渴欲飲水。水入則吐者。名曰水逆。五苓散主之。三十七。用前第三十四方。

未持脉時。病人手叉❶自冒心。師因教試令欬而不❷欬者。此必兩耳聾無聞❸也。所以然者。以重發汗虚故如此。發汗後。飲水多必喘。以水灌之亦喘。

發汗後。水藥不得入口為逆。若更發汗。必吐下不止。發汗吐下後❹。虚煩不得眠。若❺劇者❻。必反覆顛倒音到下同心中懊憹❼上烏浩下奴冬切下同梔子豉❽湯主之。若少

【校勘】

❶手叉：《玉函》卷二、《脉經》卷七并作「叉手」。當乙正。

❷不：《玉函》卷二、《脉經》卷七、《翼方》卷十「不」下并有「即」字。

❸耳聾無聞：《脉經》卷七、《千金翼方》卷十「耳」下并無「聾」字，「無」下并有「所」字。

❹發汗吐下後：《脉經》卷七、《外臺》卷二「發汗」上并有「傷寒」二字；《外臺》卷二「吐」上有「若」字；《聖濟總録》卷三十二「發汗」下無「吐下」二字。《活人書》卷十作「若發汗、若吐、若下後」。

❺若：《玉函》卷二無「若」字。

❻必：《外臺》卷二無「必」字。

❼懊憹：《外臺》卷二「懊」上有「苦痛」二字。

❽豉：《脉經》卷七、《千金翼方》卷十無「豉」字。

氣者。梔子甘草豉湯❶主之。若嘔者。梔子生薑豉湯主之。三十八。

梔子豉湯方

梔子十四箇擘　香豉四合綿裹

右二味。以水四升。先煮梔子。得二升半❷。內豉煮取一升半。去滓。分為二服。溫進一服。得吐❸者止後服。

梔子甘草豉湯方❶

梔子十四箇擘　甘草二兩炙　香豉四合綿裹

右三味。以水四升。先煮梔子甘草。取二升半。內

【校勘】

❶梔子甘草豉湯：《脉經》卷七、《千金翼方》卷十作「梔子甘草湯」。

❷半：《外臺》卷二「半」下有「去滓」。

❸吐：《玉函》卷七、《千金翼方》卷九「吐」上有「快」。下文「吐」同。

豉煑取一升半。去滓。分二服。溫進一服。得吐者止後服。

梔子生薑豉湯方

梔子十四箇擘　生薑五兩　香豉四合綿裹

右三味。以水四升。先煑梔子生薑。取二升半。內豉煑取一升半。去滓。分二服。溫進一服。得吐者止後服。

發汗若下之而煩熱。胸中窒者。梔子豉湯主之。三十九。用上初方

傷寒五六日。大下之後。身熱不去。心中結痛者。未

欲解也。梔子豉湯主之。四十。用上初方。

傷寒下後。心煩腹滿。臥起不安者。梔子厚朴湯主之。方四十一。

梔子十四箇擘 厚朴四兩炙去皮 枳實四枚水浸❶炙令黃

右三味。以水三升半。煮取一升半。去滓。分二服。温進一服。得吐者。止後服。

傷寒。醫以丸藥大下之。身熱不去。微煩者。梔子乾薑湯主之。方四十二。

梔子十四箇擘 乾薑二兩

右二味。以水三升半。煮取一升半。去滓。分二服。

【校勘】

❶水浸：《玉函》卷七無「水浸」二字。

溫進一服。得吐者。止後服。

凡用梔子湯病❶人舊❷微溏者。不可與服之。

太陽病發汗。汗出不解。其人仍發熱。心下悸。頭眩。身瞤動。振振欲擗（一作僻）地者。真武湯主之。方四十三。

茯苓　芍藥　生薑（各三兩切）

白朮（二兩）　附子（一枚炮去皮破八片）

右五味。以水八升。煮取三升。去滓。溫服七合。日三服。

咽喉乾燥者。不可發汗。

【校勘】

❶病：《玉函》卷二作「其」。

❷舊：《玉函》卷二無「舊」字。

淋家不可發汗，發汗必便血。

瘡家雖身疼痛，不可發汗❶，汗出則痓❷。

衄家不可發汗，汗出必額上陷，脉急緊，直視不能眴音喚，又胡絹切，下同。一作瞬。不得眠。

亡血家不可發汗，發汗❸則寒慄而振。

汗家重發汗，必恍惚心亂，小便已陰疼，與禹餘粮丸❹。四十四。方本闕

病人有寒，復發汗，胃中冷，必吐蚘。一作逆

本發汗而復下之，此為逆也；若先發汗，治不為逆。本先下之，而反汗之，為逆；若先下之，治不為逆。

【校勘】

❶ 發汗：《玉函》卷二作「攻其表」。

❷ 痓：《玉函》卷五作「痙」。《脉經》卷七「痓」下注「一作痙」。

❸ 發汗：《玉函》卷二、《脉經》卷七并作「汗出」。

❹ 與禹餘糧丸：《千金翼方》卷十無此五字。

傷寒醫下之續得下利清穀不止身疼痛者急當救裏後身❶疼痛清便自調者急當救表救裏宜四逆湯救表宜桂枝湯四十五用前第十二方

病發熱頭痛脉反沈若不差身體疼痛當救其裏

四逆湯方

甘草二兩炙　乾薑一兩半　附子一枚生用去皮破八片

右三味以水三升煮取一升二合去滓分温再服强人可大附子一枚乾薑三兩

太陽病先下而不愈因復發汗以此❷表裏俱虛其人因致冒冒家汗❸出自愈所以然者汗出表和故

【校勘】

❶後身：《脉經》卷七「後身」作「身體」。

❷以此：《玉函》卷六、《脉經》卷七、《千金翼方》卷十均無「以此」二字。

❸汗：《玉函》卷二、《脉經》卷七、《千金翼方》卷十「汗」上并有「當」字。

也得裏和❶。然後復下之。

太陽病。未解。脉陰陽俱停。（一作微）必先振慄汗出而解❷。但陽脉微❸者。先汗出❹而解。但陰脉微❸（一作尺脉實）者。下❺之而解。若欲❻下之。宜調胃承氣湯。四十六。（用前第三十三方。一云用大柴胡湯。）

太陽病。發熱。汗出者。此為榮弱衛强。故使汗出。欲❻救邪風者。宜桂枝湯。四十七。（方用前法）

傷寒。五六日中風。往來寒熱。胷脇苦滿。嘿嘿不欲飲食。心煩喜嘔。或胷中煩而不嘔。或渴。或腹中痛。或脇下痞鞕。或心下悸。小便不利。或不渴。身有❼微

【校勘】

❶得裏和：《注解傷寒論》卷二《辨太陽病脉证并治中》作「裏未和」。

❷必先振栗，汗出而解：《玉函》卷二作「必先振汗而解」；《脉經》卷七作「必先振汗出解」。

❸脉：《脉經》卷七無「脉」字。

❹出：《脉經》卷七作「之」。

❺下：《脉經》卷七「下」上有「先」字。

❻欲：《千金翼方》卷九作「以」。

❼身有：《玉函》卷二、《脉經》卷七、《千金翼方》卷九「身」并作「外」。

熱或欬者小柴胡湯主之方四十八

柴胡半斤　黃芩三兩　人參三兩

半夏半升洗　甘草炙　生薑各三兩切

大棗十二枚擘

右七味以水一斗二升煮取六升去滓再煎取三升溫服一升日三服若胷中煩而不嘔者去半夏人參加栝樓實一枚若渴去半夏加人參合前成四兩半栝樓根四兩若腹中痛者去黃芩加芍藥三兩若脇下痞鞕去大棗加牡蠣四兩若心下悸小便不利者去黃芩加茯苓四兩

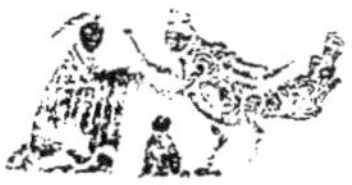

若不渴。外有微熱者。去人參。加桂枝三兩。溫覆微汗愈。若欬者。去人參、大棗生薑。加五味子半升。乾薑二兩。

血弱氣盡。腠理開。邪氣因入。與正氣相搏。結於脅下。正邪分爭。往来寒熱。休作有時。嘿嘿不欲飲食。藏府相連。其痛必下。邪高痛下。故使嘔也。一云藏府相違其病必下。脅鬲中痛。小柴胡湯主之。服柴胡湯已。渴者。屬陽明。以法治之。四十九。用前方

得病六七日。脉遲浮弱。惡風寒。手足溫。醫二三下之。不能食。而脅下滿痛❶。面目及身黃。頸項強。小便

【校勘】

❶痛：《脉經》卷七無「痛」字。

難者與柴胡湯。後必下重。本渴飲水而嘔者。柴胡湯不❶中與也。食穀者噦。

傷寒四五日。身熱惡風。頸項強。脅下滿。手足溫而渴者。小柴胡湯主之。五十。用前方。

傷寒。陽脉濇。陰脉弦。法當腹中急痛。先與小建中湯。不差者。小柴胡湯主之。五十一。用前方。

小建中湯方

桂枝三兩去皮　甘草二兩炙　大棗十二枚擘

芍藥六兩　生薑三兩切　膠飴一升

右六味。以水七升。煑取三升。去滓。內❷飴。更上微

【校勘】

❶不：《玉函》卷二「不」下有「復」字；《脉經》卷七「不」上有「復」字。

❷內：《玉函》卷七「內」下有「膠」字。

火消解。温服一升，日三服。嘔家不可用建中湯，以甜故也。

傷寒中風，有❶柴胡證，但見一證便是，不必悉具。凡柴胡湯病證而下之❷，若柴胡證不罷者，復與柴胡湯，必蒸蒸而振，却復發熱汗出而解。

傷寒二三日❸，心中悸而煩者，小建中湯主之。五十二。用前第五十一方。

太陽病，過經十餘日，反二三下之，後四五日，柴胡證仍在者，先與小柴胡。嘔不止，心下急❹，一云嘔止小安。鬱鬱微煩者，為未解也，與大柴胡湯下之則愈。方五

【校勘】

❶有：《玉函》卷二「有」下有「小」字。

❷復：《玉函》卷二、《千金翼方》卷九并作「反」。

❸二三：《外臺》卷一作「一二」。

❹嘔不止，心下急：《脉經》卷七、《千金翼方》卷九并作「嘔止小安」

十三。

柴胡半斤　黄芩三兩　芍藥三兩

半夏半升洗　生薑五兩切　枳實四枚炙

大棗十二枚擘

右七味。以水一斗二升煮取六升去滓再煎❶溫服一升日三服一方加大黄二兩若不加恐不為大柴胡湯。

傷寒十三日不觧胷脇滿而嘔日晡所發潮熱已❷而微利此本柴胡證下之以不得利今反利者知❸醫以丸藥下之此非其治也潮熱者實也先宜服

【校勘】

❶煎：《玉函》卷七「煎」下有「取三升」三字。

❷已：《玉函》卷二、七并無「已」字；《外臺》卷一「已」作「熱畢」。

❸知：《脉經》卷七「知」上有「故」字。

小柴胡湯以解外。後以柴胡加芒消湯主之。五十四。

柴胡二兩十六銖　黃芩一兩　人參一兩

甘草一兩，炙　生薑一兩，切　半夏二十銖❶，本云五枚，洗

大棗四枚，擘　芒消二兩

右八味。以水四升，煮取二升。去滓，內芒消，更煮微沸。分温再服，不解更作。臣億等謹按：金匱玉函方中無芒消。別一方云：以水七升，下芒消二合，大黃四兩，桑螵蛸五枚，煮取一升半，服五合，微下即愈。本云柴胡再服以解其外，餘二升加芒消、大黃、桑螵蛸也。

傷寒十三日，過經譫語者，以❷有熱也，當以湯下之。

【校勘】

❶二十銖：《玉函》卷七、《外臺》卷一作「五枚」。

❷以：《玉函》卷二、《脉經》卷七、《千金翼方》卷九并作「內」；《聖濟總録》卷二十一無「以」字。

若小便利者。大便當鞕。而反下❶利。脉調和者。知醫以丸藥下之。非其治也。若自下❷利者。脉當微厥。今反和者。此為內實也。調胃承氣湯主之。五十五。用前第三十三方。

太陽病不解。熱結膀胱。其人如狂。血❸自下。下者愈❹。其外不解者。尚未可攻。當先解其外。外解已。但少腹急結❺者。乃可攻之。宜桃核承氣湯。方五十六。後云解外宜桂枝湯。

桃仁五十箇，去皮尖　大黄四兩　桂枝二兩，去皮

甘草二兩，炙　芒消二兩

【校勘】

❶ 下：《脉經》卷七無「下」字。

❷ 若自下利：《玉函》卷二作「自利」。

❸ 血：《脉經》卷七、《千金翼方》卷九「血」下并有「必」字，《千金翼方》卷九「血」上有「其」字。

❹ 愈：《玉函》卷二「愈」上有「自」字；《脉經》卷七、《千金翼方》卷九「愈」上并有「即」字。

❺ 少腹急結：《玉函》卷二「少」作「小」。《千金要方》卷九、《太平聖惠方》卷八「腹」下并無「急」字。

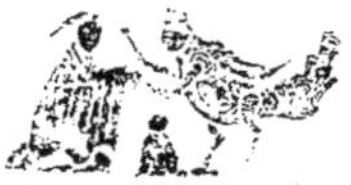

右五味，以水七升，煑取二升半，去滓，内芒消，更上火微沸，下火，先食温服五合，日三服，當微利。

傷寒八九日，下之，胷滿煩驚，小便不利，讝語，一身❶盡重，不可轉側者，柴胡加龍骨牡蠣湯主之。方五十七。

柴胡四兩　龍骨　黄芩　生薑切

鈆丹　人參　桂枝去皮　茯苓各一兩半

半夏二合半洗　大黄二兩　牡蠣一兩半熬　大棗六枚擘

右十二味，以水八升，煑取四升，内大黄，切如碁子，更煑一兩沸，去滓，温服一升。本云柴胡湯，今

【校勘】

❶ 一身盡重：《脉經》卷七、《千金翼方》卷九「身」下并無「盡重」二字，「一身」連下讀。

加龍骨等。

傷寒腹滿讝語，寸口脉浮而緊，此肝乘脾也，名曰縱，刺❶期門。五十八。

傷寒發熱，嗇嗇惡寒，大渴欲飲水❷，其腹必滿，自汗出，小便利，其病欲解，此肝乘肺也，名曰横，刺期門。五十九。

太陽病，二日反躁，凡熨其背而大汗出，大熱入胃，一作二日内燒瓦熨背大汗出火氣入胃胃中水竭，躁煩❸，必發❹讝語，十餘日振慄自下利者❺，此為欲解也，故其汗從腰以下不得汗，欲小便不得，反嘔，欲失溲，足下惡風，大

【校勘】

❶刺：《玉函》卷二、《脉經》卷七「刺」上并有「當」字；《千金翼方》卷十「刺」上有「宜」字。

❷水：《玉函》卷二、《脉經》卷七作「酢漿」。《千金翼方》卷十作「截漿」。

❸胃中水竭，躁煩：《脉經》卷七作「胃中竭躁」。

❹發：《玉函》卷二作「當」。

❺振栗自下利：《玉函》卷二、《脉經》卷七并作「振而反汗出者」。

便鞕。小便當數。而反不數。及不多。大便已。頭卓然而痛。其人足心必熱。穀氣下流故也

太陽病❶中風。以火劫發汗。❷邪風被火熱。❸血氣流溢。❹失其常度。❺兩陽相熏灼。其身發黃。陽盛則欲衄。陰虛小便難。陰陽俱虛竭。身體則枯燥。但頭汗出。劑❻頸而還。腹滿微喘。口乾咽爛。或不大便。久則譫語。甚者至噦。手足躁擾。捻❼衣摸床。小便利者。其人可治。

傷寒脉浮。醫以火迫劫之。亡陽必驚狂。臥起不安者。桂枝去芍藥加蜀漆牡蠣龍骨救逆湯主之。方

【校勘】

❶病：《玉函》卷二、《脉經》卷七并無「病」字。

❷火劫發汗：《聖濟總録》卷二十二「火」下無「劫」字。《玉函》卷二、《聖濟總録》卷二十二「發」下并有「其」字。

❸被火熱：《聖濟總録》卷二十二作「爲火熱所劫」。

❹溢：《脉經》卷七作「泆」。

❺失其常度：《病源》卷七作「失常」，屬上爲文；《聖濟總録》卷二十二作「榮衛失調」。

❻劑：通「齊」。

❼捻：《脉經》卷七、《聖濟總録》卷二十二并作「循」。

六十。

桂枝三兩去皮　甘草二兩炙　生薑三兩切

大棗十二枚擘　牡蠣五兩熬　蜀漆三兩洗去腥

龍骨四兩

右七味。以水一斗二升。先煮蜀漆。減二升。内諸藥。煮取三升。去滓。温服一升。本云桂枝湯。今去芍藥。加蜀漆牡蠣龍骨。

形作❶傷寒。其脉不弦緊而弱。弱者必渴。被火必讝語。弱者發熱。脉浮。解之當汗出愈。

太陽病。以火熏之。不得汗。其人必躁。到經不解。必

【校勘】

❶ 形作：《玉函》卷二、《脉經》卷七均無「形作」二字。

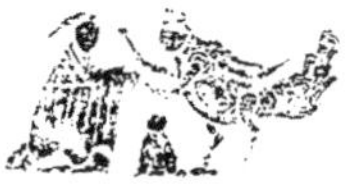

清血。名為火邪。

脉浮熱甚❶。而反灸之。此為實。實以虚治。因火而動。必咽燥吐血❷。

微數之脉。慎不可灸。因火為邪。則為煩逆。追虚逐實。血散脉中。火氣雖微。内攻有力。焦骨傷筋。血難復也。

脉浮。宜以汗解。用火灸之❸。邪無從出。因火而盛。病❹從腰以下必重而痹。名火逆也。欲自解者。必當先煩。煩乃有汗而解❺。何以知之。脉浮。故知汗出❻解。

燒針令其汗。針處被寒。核起而赤者。必發奔豚。氣

【校勘】

❶甚：《玉函》卷二作「盛」。

❷必咽燥吐血：《玉函》卷二、《脉經》卷七、《千金翼方》卷十作「咽燥吐血」。

❸用火：《玉函》卷二、《脉經》卷七、《千金翼方》卷十并作「而反」。

❹病：《脉經》卷七無「病」字。

❺乃有汗而解：《脉經》卷七作「煩乃有汗，隨汗而解」。

❻出：《脉經》卷七「出」下有「當」字。

從少腹上衝心者，灸其核上各一壯，與桂枝加桂湯，更加桂二兩也。方六十一。

桂枝五兩去皮 芍藥三兩 生薑三兩切

甘草二兩炙 大棗十二枚擘

右五味，以水七升，煑取三升，去滓，溫服一升。本云桂枝湯今加桂滿五兩，所以加桂者，以能泄奔豚氣也。

火逆下之，因燒針煩躁者，桂枝甘草龍骨牡蠣湯主之。方六十二。

桂枝一兩去皮 甘草二兩炙 牡蠣二兩熬

龍骨二兩

右四味。以水五升。煑取二升半。去滓。温服八合。日三服。

太陽❶傷寒者。加温❷針必驚也。

太陽病當惡寒發熱。今自汗出。反不惡寒發熱。關上脉細數者。以醫吐之過也。一二日吐之者。腹中飢。口不能食。三四日吐之者。不喜糜粥。欲食冷食。朝食暮吐。以醫吐之所致也。此為小逆。

太陽病吐之。但太陽病當惡寒。今反不惡寒。不欲近衣。此為吐之內煩也。

【校勘】

❶太陽：《脉經》卷七無「太陽」二字。

❷温：《千金翼方》卷十作「火」。

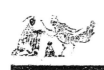

病人脉數，數為熱，當消穀引食，而反吐者，此以發汗，令陽氣微，膈氣虚，脉乃數也。數為客熱，不能消穀，以胃中虚冷，故吐也。

太陽病，過經十餘日，心下溫溫❶欲吐，而胷中痛，大便反溏，腹微滿，鬱鬱微煩，先此時自極吐下者，與調胃承氣湯。若不爾者，不可與。但欲嘔，胷中痛，微溏者，此非柴胡湯證，以嘔故知極吐下也。調胃承氣湯。六十三。用前第三十三方

太陽病六七日，表證仍在，脉微而沉，反不結胷，其人發狂者，以熱在下焦，少腹當鞕滿，小便自利者，

【校勘】

❶溫：《千金翼方》卷十作「火」。

下血乃愈。所以然者。以太陽隨經。瘀熱在裏故也。

抵當湯主之。方六十四。

水蛭熬　蝱蟲各三十箇去翅足熬　桃仁二十箇去皮尖

大黃三兩酒洗

右四味。以水五升。煮取三升。去滓。溫服一升。不下。更服。

太陽病。身黃。脉沉結。少腹鞕。小便不利者。為無血也。小便自利。其人如狂者。血證諦也。抵當湯主之。六十五。用前方。

傷寒有熱。少腹滿。應小便不利。今反利者。為有血

也當下之不可餘藥宜抵當丸方六十六

水蛭二十箇熬　蝱蟲二十箇去翅足熬　桃仁二十五箇去皮尖

大黃三兩

右四味擣分四丸以水一升煑一丸取七合服之晬時當下血若不下者更服

太陽病小便利者以飲水多必心下悸小便少者必苦裏急也

傷寒論卷第三

傷寒論卷第四

仲景全書第四

漢　張仲景述　晉　王叔和撰次

宋　林　億校正

明　趙開美校刻

沈　琳仝校

辨太陽病脉證并治下第七

合三十九法，方三十首，并見太陽少陽合病法。

結胷項强，如柔痓狀，下則和，宜大陷胷丸。第一。（一三一）

六味。前後有結胷藏結病六證。（一四一）

太陽病，心中懊憹，陽氣内陷，心下鞕，大陷胷湯

主之第二。三味〔一四三〕

傷寒六七日，結胷熱實，脉沈緊，心下痛，大陷胷湯主之第三。用前第二方。〔一四三〕

傷寒十餘日，熱結在裏，往来寒熱者，與大柴胡湯第四。八味，水結附。〔一四四〕

太陽病，重發汗，復下之，不大便五六日，舌燥而渴，潮熱，從心下至少腹滿痛，不可近者，大陷胷湯主之第五。用前第二方。〔一四五〕

小結胷病，正在心下，按之痛，脉浮滑者，小陷胷湯主之第六。三味。下有太陽病二證。〔一四五〕

病在陽應以汗解反以水潠熱不得去益煩不渴服文蛤散不差與五苓散寒實結胸無熱證者與三物小陷胸湯白散亦可服第七。文蛤散一味五苓散五味小陷胸湯用前第六方白散三味。〔一四六〕

太陽少陽併病頭痛眩冒心下痞者刺肺俞肝俞不可發汗發汗則讝語讝語不止當刺期門第八。〔一四八〕

婦人中風經水適来熱除脉遲胸下滿讝語當刺期門第九。〔一四九〕

婦人中風七八日寒熱經水適斷血結如瘧狀

小柴胡湯主之第十七味〔一四九〕

婦人傷寒經水適来譫語無犯胃氣及上二焦自愈第十一〔一五〇〕

傷寒六七日發熱微惡寒支節疼微嘔心下支結柴胡桂枝湯主之第十二九味〔一五〇〕

傷寒五六日已發汗復下之胷脅滿小便不利渴而不嘔頭汗出往来寒熱心煩柴胡桂枝乾薑湯主之第十三七味〔一五一〕

傷寒五六日頭汗出微惡寒手足冷心下滿不欲食大便鞕脉細者為陽微結非少陰也可與

小柴胡湯第十四。用前第十方（一五二）

傷寒五六日，嘔而發熱，以他藥下之，柴胡證仍在，可與柴胡湯，蒸蒸而振，却發熱汗出解。心滿痛者，爲結胷，但滿而不痛，爲痞，宜半夏瀉心湯第十五。七味。下有太陽并病并氣痞二證（一五三）

太陽中風，下利嘔逆，表解乃可攻之，十棗湯主之第十六。三味。下有太陽一證（一五四）

心下痞，按之濡者，大黄黄連瀉心湯主之第十七。二味（一五五）

心下痞，而復惡寒汗出者，附子瀉心湯主之第

十八。四味〔一五六〕

心下痞與瀉心湯不解者五苓散主之第十九。用前第七證方〔一五六〕

傷寒汗解後胃中不和心下痞生薑瀉心湯主之第二十。八味〔一五七〕

傷寒中風反下之心下痞醫復下之痞益甚甘草瀉心湯主之第二十一。六味〔一五八〕

傷寒服藥利不止心下痞與理中利益甚宜赤石脂禹餘粮湯第二十二。二味。下有痞一證〔一五九〕

傷寒發汗若吐下心下痞噫不除者旋復代赭

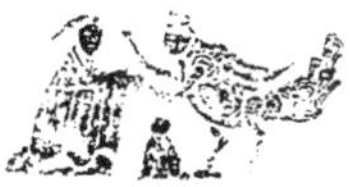

湯主之第二十三。七味〔一六〇〕

下後不可更行桂枝湯汗出而喘無大熱者可與麻黄杏子甘草石膏湯第二十四。四味〔一六〇〕

太陽病外未除數下之遂協熱而利桂枝人參湯主之第二十五。五味〔一六一〕

傷寒大下後復發汗心下痞惡寒者不可攻痞先解表表解乃可攻痞解表宜桂枝湯攻痞宜大黄黄連瀉心湯第二十六。瀉心湯用前第十七方。〔一六二〕

傷寒發熱汗出不解心中痞嘔吐下利者大柴胡湯主之第二十七。用前第四方〔一六二〕

病如桂枝證頭不痛項不強寸脉浮胷中痞氣上衝不得息當吐之宜瓜蔕散第二十八。三味下有不可與瓜蔕散證〔一六二〕

病脅下素有痞連臍痛引少腹者此名藏結第二十九。〔一六三〕

傷寒若吐下後不解熱結在裏惡風大渴白虎加人參湯主之第三十。五味下有不可與白虎證〔一六三〕

傷寒無大熱口燥渴背微寒者白虎加人參湯主之第三十一。用前方〔一六四〕

傷寒脉浮發熱無汗表未解不可與白虎湯渴

者白虎加人參湯主之第三十二。用前第三十方。(一六四)

太陽少陽併病，心下鞕，頸項强而眩者，刺大椎、肺俞、肝俞，慎勿下之第三十三。(一六五)

太陽少陽合病，自下利，黄芩湯；若嘔，黄芩加半夏生薑湯主之第三十四。黄芩湯四味，加半夏生薑湯六味。(一六五)

傷寒，胷中有熱，胃中有邪氣，腹中痛，欲嘔者，黄連湯主之第三十五。七味。(一六六)

傷寒八九日，風濕相摶，身疼煩，不能轉側，不嘔不渴，脉浮虚而濇者，桂枝附子湯主之；大便鞕，一云臍下心下鞕。小便自利者，去桂加白术湯主之第

三十六。桂附湯加朮湯並五味〔一六七〕

風濕相搏。骨節疼煩。掣痛不得屈伸。汗出短氣。小便不利。惡風或身微腫者。甘草附子湯主之。第三十七。四味〔一六八〕

傷寒脉浮滑。此表有熱。裏有寒。白虎湯主之。第三十八。四味〔一六九〕

傷寒脉結代。心動悸。炙甘草湯主之。第三十九。九味〔一七〇〕

問曰。病有結。有藏結。其狀何如。答曰。按之痛。寸脉浮。關脉沉。名曰結也。

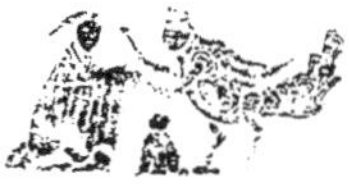

何❶謂藏結。荅曰。如結胷狀。飲食如故。時時下利。寸脉浮。關脉小細沉緊。名曰藏結。舌上白胎滑者。難治。

藏結無陽證。不往来寒熱。❷一云寒而不熱。其人反靜。舌上胎滑者。不可攻也。

病發於陽。而反下之。熱入因作結胷。病發於陰。而反下❸之。一作汗出。因作痞也。所以成結胷者。以下之太早故也。結胷者。項亦强。如柔痓狀。下之則和。宜大陷胷丸方。

大黄半斤　葶藶子半升熬　芒消半升

【校勘】

❶何：《玉函》卷三「何」上有「問曰」二字，與文例合。

❷不往來寒熱：《脉經》卷七作「寒而不熱」。

❸下：《千金翼方》卷九作「汗」。

杏仁（半升去皮尖熬黑）

右四味擣篩二味內杏仁芒消合研如脂和散取如彈丸一枚別擣甘遂末一錢匕白蜜二合水二升煑取一升温頓服之一宿乃下如不下更服取下為效禁如藥法

結胷證其脉浮大者不可下下之則死

結胷證悉具煩躁者亦死

太陽病脉浮而動數浮則為風數則為熱動則為痛數則為虛頭痛發熱微盜汗出而反惡寒者表未解也醫反下之動數變遲膈內拒痛❶（一云頭痛即眩）胃

【校勘】

❶膈內拒痛：《脉經》卷七、《千金翼方》卷九并作「頭痛即眩」。

中空虛，客氣動膈，短氣躁煩，心中懊憹，陽氣內陷，心下因鞕，則為結胸，大陷胸湯主之。若不結胸，但頭汗出，餘處無汗，劑頸而還，小便不利，身必發黃。

大陷胸湯方二。

大黃六兩，去皮❶ 芒消一升 甘遂❷一錢七

右三味，以水六升，先煮大黃，取二升，去滓，內芒消，煮一兩沸，內甘遂末，溫服一升。得快利，止後服。

傷寒六七日，結胸熱實，脉沈而緊，心下痛，按之石鞕者，大陷胸湯主之。三。用前第二方。

【校勘】

❶ 去皮：《千金翼方》卷九無「去皮」二字。

❷ 甘遂：《千金翼方》卷九、《外臺》卷二「甘遂」下有「末」字。爲是。

傷寒十餘日，熱結在裏，復往来寒熱者，與大柴胡湯。但結胷無大熱者，此為水結在胷脅也。但頭微汗出者，大陷胷湯主之。四。用前第二方

大柴胡湯方

柴胡半斤　枳實四枚，炙　生薑五兩，切

黄芩三兩　芍藥三兩　半夏半升，洗

大棗十二枚，擘

右七味，以水一斗二升，煮取六升，去滓，再煎，溫服一升，日三服。一方加大黄二兩，若不加，恐不名大柴胡湯。

太陽病，重發汗而復下之，不大便五六日，舌上燥[1]而渴，日晡所[2]小有潮熱，一云日晡所發心胸大煩。從心下至少腹鞕滿而痛不可近者，大陷胸湯主之。五。用前第二方。

小結胸病，正在心下，按之則痛，脉浮滑者，小陷胸湯主之。方六。

黄連一兩　半夏半升，洗　栝樓實大者一枚

右三味，以水六升，先煮栝樓，取三升，去滓，內諸藥，煮取二升，去滓，分溫三服。

太陽病二三日，不能臥，但欲起，心下必結，脉微弱者，此本有寒分[3]也。反下之，若利止，必作結胸；未止

【校勘】

[1] 燥：《千金要方》卷九作「乾」。義勝。

[2] 所：《玉函》卷三無「所」字。

[3] 分：《玉函》卷三、《脉經》卷七、《千金翼方》卷九均無「分」字。

者四日復下之此作協熱利也。

太陽病下之其脉促。一作縱不結胷者此為欲解也。脉浮者必結胷脉緊者必咽痛脉弦者必兩脅拘急脉細數者頭痛未止脉沈緊者必欲嘔脉沈滑者協熱利脉浮滑者必下血

病在陽❶應以汗解之反以冷❷水潠之若灌之其熱被劫不得去彌更益煩肉❸上粟起意欲飲水反不渴者服文蛤散若不差者與五苓散寒實結胷無熱證者與三物小陷胷湯❹用前第六方白散亦可服❺七一云與三物小白散

【校勘】

❶陽：《外臺》卷二「陽」上有「太」字。義勝。

❷冷：《脉經》卷七、《千金翼方》卷九均無「冷」字。

❸肉：《玉函》卷三、《脉經》卷七并作「皮」。

❹與三物小陷胸湯：《玉函》卷三、《千金翼方》卷九并作「與三物白散」。爲是。

❺白散亦可服：《玉函》卷三、《千金翼方》卷九均無此五字。爲是。

文蛤散方

文蛤五兩

右一味為散。以沸湯和一方寸匕服。湯用五合。

五苓散方

猪苓十八銖去黑皮　白朮十八銖　澤瀉一兩六銖

茯苓十八銖　桂枝半兩去皮

右五味為散。更於臼中治之。白飲和方寸匕服之。日三服。多飲煖水。汗出愈。

白散方

桔梗三分　巴豆一分去皮心熬黑研如脂　貝母三分

右三味❶為散内巴豆更於臼中杵之以白飲和服强人半錢匕羸者減之病在膈上必吐在膈下必利不利進熱粥一杯利過不止進冷粥一杯身熱皮粟不解欲引衣自覆若以水潠之洗之益令熱却不得出當汗而不汗則煩假令汗出已腹中痛與芍藥三兩如上法

太陽與少陽併病頭項强痛或眩冐時如結胷心下痞鞕者當刺大椎第一間肺俞肝俞慎不可發汗發汗則讝語脉弦五日讝語不止當刺期門

婦人中風發熱惡寒經水適来得之七八日熱除

【校勘】

❶味：《千金翼方》卷九「味」下有「擣」字。

而脉遲身凉胷脅下滿如結胷狀讝語者此為熱入血室也當刺期門隨其實❶而取之九

婦人中風七八日續得寒熱發作有時經水適斷者此為熱入血室其血必結故使如瘧狀發作有時小柴胡湯主之方十

柴胡半斤　黄芩三兩　人參三兩

半夏半升洗　甘草三兩　生薑三兩切

大棗十二枚擘

右七味以水一斗二升煮取六升去滓再煎取三升温服一升日三服

【校勘】

❶實：《玉函》卷三、《脉經》卷七、《千金翼方》卷九「實」上均有「虚」字。

婦人傷寒，發熱，經水適來，晝日明了，暮則讝語，如見鬼狀者，此為熱入血室，無犯胃氣及上二焦，必自愈。十一。

傷寒六七日，發熱微惡寒，支節煩疼，微嘔，心下支結，外證未去者，柴胡桂枝湯主之。方十二。

桂枝去皮❶　黃芩一兩半　人參一兩半

甘草一兩炙　半夏二合半洗　芍藥一兩半

大棗六枚擘　生薑一兩半切　柴胡四兩

右九味，以水七升，煑取三升，去滓，溫服一升。本云人參湯，作如桂枝法，加半夏、柴胡、黃芩，復如

【校勘】

❶去皮：《玉函》卷七作「一兩半」。

柴胡法今用人參作半劑。

傷寒五六日，已發汗而復下之，胸脅滿微結，小便不利，渴而不嘔，但頭汗出，往來寒熱，心煩者，此爲未解也。柴胡桂枝乾薑湯主之。方十三。

柴胡半斤　桂枝三兩，去皮　乾薑二兩

栝樓根四兩　黃芩三兩　牡蠣二兩，熬

甘草二兩，炙

右七味，以水一斗二升，煮取六升，去滓，再煎取三升，温服一升，日三服。初服微煩，復服汗出便愈。

傷寒五六日。頭汗出。微惡寒。手足冷。心下滿。口不欲食。大便鞕。脉細者。此為陽微結。必有表。復有裏也。脉沈。亦在裏也。汗出為陽微。假令純陰結。不得復有外證。悉入在裏。此為半在裏半在外也。脉雖沈緊。不得為少陰病。所以然者。陰不得有汗。今頭汗出。故知非少陰也。可與小柴胡湯。設不了了者。得屎而解。十四。用前第十方。

傷寒五六日。嘔而發熱者。柴胡湯證具。而以他藥下之。柴胡證仍在者。復與柴胡湯。此雖已下之。不為逆。必蒸蒸而振。却發熱汗出而解。若心下滿而

鞕痛者。此為結胷也。大陷胷湯主之。但滿而不痛者。此為痞。柴胡不中與之。宜半夏瀉心湯。方十五。

半夏半升洗　黄芩　乾薑　人參

甘草炙各三兩　黄連一兩　大棗十二枚擘

右七味。以水一斗。煮取六升。去滓。再煎取三升。温服一升。日三服。須大陷胷湯者。方用前第二法。一方用半夏一升。

太陽少陽併病。而反下之。成結胷。心下鞕。下利不止。水漿不下。其人心煩

脉浮而緊。而復❶下之。緊反入裏。則作痞。按之自濡。

【校勘】

❶復：《玉函》卷二作「反」。

但氣痞耳。

太陽中風，下利嘔逆，表解者，乃可攻之。其人漐漐汗出，發作有時，頭痛，心下痞鞕滿，引脅下痛，乾嘔短氣，汗出不惡寒者，此表解裏未和也，十棗湯主之。方十六。

芫花熬　甘遂　大戟

右三味等分，各别擣為散。以水一升半，先煮大棗肥者十枚，取八合，去滓，内藥末。强人服一錢七，羸人服半錢，温服之，平旦服。若下少病不除者，明日更服，加半錢。得快下利後，糜粥自養。

太陽病。醫發汗。遂發熱惡寒。因復下之。心下痞。表裏俱虛。陰陽氣並竭。無陽則陰獨。復加燒針。因胷煩。面色青黃。膚瞤者。難治。今色微黃。手足溫者。易愈。

心下痞。按之濡。其脉關上浮者。大黃黃連❶瀉心湯主之。方十七。

大黃二兩　黃連一兩

右二味。以麻沸湯二升漬之。須臾絞去滓。分溫再服。臣億等看詳大黃黃連瀉心湯。諸本皆二味。又後附子瀉心湯用大黃黃連黃芩附子。恐是前方中亦有黃芩。後但加附子也。故後云附子瀉心湯。本云加附子也。

【校勘】

❶黃連：《玉函》卷八無「黃連」二字。

心下痞。而復惡寒汗出者。附子瀉心湯主之。方十八。

大黃二兩　黃連一兩　黃芩一兩

附子一枚炮去皮破別煮取汁

右四味。切三味。以麻沸湯二升漬之。須臾絞去滓。內附子汁。分溫再服。

本以下之。故心下痞。與瀉心湯。痞不解。其人渴而口燥煩。小便不利者。五苓散主之。十九。一方云。忍之一日乃愈。用前第七證方

傷寒汗出解之後。胃中不和。心下痞鞕。乾噫食臭。

脅下有水氣，腹中雷鳴下利者，生薑瀉心湯主之。方二十。

生薑四兩切　甘草三兩炙　人參三兩
乾薑一兩　黄芩三兩　半夏半升洗
黄連一兩　大棗十二枚擘

右八味，以水一斗，煮取六升，去滓，再煎取三升，温服一升，日三服。附子瀉心湯本云加附子，半夏瀉心湯、甘草瀉心湯同體別名耳。生薑瀉心湯本云理中人參黄芩湯，去桂枝、朮，加黄連并瀉肝法。

傷寒中風，醫反下之，其人下利日數十行，穀不化，腹中雷鳴，心下痞鞕而滿，乾嘔，心煩不得安。醫見心下痞，謂病不盡，復下之，其痞益甚。此非結熱，但以胃中虛，客氣上逆，故使鞕也。甘草瀉心湯主之。方二十一。

甘草四兩，炙 黃芩三兩 乾薑三兩

半夏半升，洗 大棗十二枚，擘❶ 黃連一兩

右六味，以水一斗，煑取六升，去滓，再煎取三升。溫服一升，日三服。臣億等謹按：上生薑瀉心湯法，本云理中人參黃芩湯。今詳瀉心以療痞，痞氣因發陰而生，是半夏、生薑、甘草瀉心三方，皆本於理中也。其方必各有人

【校勘】

❶擘：《千金翼方》卷九「擘」下有「一方有人參三兩」。《金匱要略·百合狐惑陰陽毒病脉证治》甘草瀉心湯有「人參」。「人參」脱，當補。

參。今甘草瀉心中無者，脫落之也。又按千金并外臺祕要治傷寒䘌食用此方，皆有人參，知脫落無疑。

傷寒服湯藥，下利不止，心下痞鞕，服瀉心湯已，復以他藥下之，利不止，醫以理中與之，利益甚。理中者，理中焦，此利在下焦，赤石脂禹餘粮湯主之。復不止者，當利其小便。赤石脂禹餘粮湯方二十二。

赤石脂一斤，碎　太一❶禹餘粮一斤，碎

右二味，以水六升，煑取二升，去滓，分温三服。

傷寒吐下後，發汗，虛煩，脉甚微，八九日心下痞鞕，脅下痛，氣上衝咽喉，眩冒，經脉動惕者，久而成痿。

【校勘】

❶太一：《玉函》卷八無「太一」二字。

傷寒發汗。若吐若下。解後心下痞鞕。噫氣不除者。旋復代赭❶湯主之。方二十三。

旋復花三兩　人參二兩　生薑五兩

代赭❶一兩　甘草三兩炙　半夏半升洗

大棗十二枚擘

右七味。以水一斗。煮取六升。去滓。再煎取三升。溫服一升。日三服。

下❷後不可更行桂枝湯。若汗出而喘。無大熱者。可與麻黃杏子甘草石膏湯。方二十四。

麻黃四兩　杏仁五十箇去皮尖　甘草二兩炙

【校勘】

❶赭：《玉函》卷三「赭」下有「石」字。

❷下：《玉函》卷三、《脈經》卷七「下」上有「大」字。

石膏半斤碎綿裹

右四味。以水七升。先煑麻黃。減二升。去白沫。內諸藥。煑取三升。去滓。溫服一升。本云黃耳杯。

太陽病。外證未除。而數下之。遂恊熱而利。利下不止。心下痞鞕。表裏不解者。桂枝人參湯主之。方二十五。

桂枝四兩別切　甘草四兩炙　白术三兩
人參三兩　乾薑三兩

右五味。以水九升。先煑四味。取五升❶。內桂。更煑取三升。去滓。溫服一升。日再夜一服。

【校勘】

❶升：《玉函》卷八「升」下有「去滓」二字。

傷寒大下後，復發汗，心下痞，惡寒者，表未解也。不可攻痞，當先解表，表解乃可攻痞。解表宜桂枝湯，攻痞宜大黃黃連瀉心湯。二十六（瀉心湯用前第十七方）

傷寒發熱，汗出不解，心中❶痞鞕，嘔吐而下利者，大柴胡湯主之。二十七（用前第四方）

病如桂枝證，頭不痛，項不強，寸脉微浮，胷中痞鞕，氣上衝喉咽不得息者，此為胷有寒也。當吐之，宜瓜蔕散。方二十八

瓜蔕一分，熬黃　赤小豆一分

右二味，各別擣篩，為散已，合治之，取一錢匕❷，以

【校勘】

❶中：《玉函》卷三作「下」。

❷一錢匕：《千金翼方》作「半錢匕」。

香豉一合用熱湯七合煮作稀糜去滓取汁和散溫頓服之不吐者少少加得快吐乃止諸亡血虛家不可與瓜蒂散

病脅下素有痞連在臍傍痛引少腹入陰筋者此名藏結死二十九

傷寒若吐若下後七八日不解熱結在裏表裏俱熱時時惡風大渴舌上乾燥而煩欲飲水數升者白虎加人參湯主之方三十

知母六兩　石膏一斤碎　甘草二兩炙

人參二兩　粳米六合

右五味。以水一斗。煮米熟湯成。去滓。溫服一升。日三服。此方立夏後立秋前乃可服。立秋後不可服。正月二月三月尚凜冷。亦不可與服之。與之則嘔利而腹痛。諸亡血虛家。亦不可與。得之則腹痛利者。但可溫之。當愈。

傷寒無大熱。口燥渴。心煩。背微惡寒者。白虎加人參湯主之。三十一。用前方

傷寒脉浮。發熱無汗。其表不解。不可與白虎湯。渴欲飲水。無表證者。白虎加人參湯主之。三十二。用前方

太陽少陽併病。心下鞕[1]。頸項强而眩者。當刺大椎肺俞。肝俞。慎勿下之。三十三。

太陽與少陽合病。自下利者。與黄芩湯。若嘔者。黄芩加半夏生薑湯主之。三十四。

黄芩湯方

黄芩三兩　芍藥二兩　甘草二兩炙　大棗十二枚擘

右四味。以水一斗。煑取三升。去滓。温服一升。日再夜一服。

黄芩加半夏生薑湯方

黄芩三兩　芍藥二兩　甘草二兩炙　大棗十二枚擘

【校勘】

[1] 鞕：同硬。堅也。《玉函》卷三、《千金翼方》卷九并作「痞堅」。

半夏半升洗　生薑一兩半一方三兩切

右六味，以水一斗，煑取三升，去滓，溫服一升，日再夜一服。

傷寒，胷中有熱，胃中有邪氣，腹中痛，欲嘔吐者，黃連湯主之。方三十五。

黃連三兩　甘草三兩炙　乾薑三兩　桂枝三兩去皮　人參二兩　半夏半升洗　大棗十二枚擘

右七味，以水一斗，煑取六升，去滓，溫服，晝三夜二。疑非仲景方❶。

傷寒八九日，風濕相搏，身體疼煩❷，不能自轉側，不

【校勘】

❶疑非仲景方：《玉函》卷八、《千金翼方》卷九均無此五字。

❷煩：《脉經》卷八作「痛」。

嘔不渴。脉浮虚而濇者，桂枝附子湯主之。若其人大便鞕，一云臍下心下鞕。小便自利者，去桂加白朮湯主之。三十六。

桂枝附子湯方

桂枝四兩，去皮　附子三枚，炮，去皮，破　生薑三兩，切

大棗十二枚，擘　甘草二兩，炙

右五味，以水六升，煮取二升，去滓，分溫三服。

去桂加白朮湯方❶

附子三枚，炮，去皮，破　白朮四兩　生薑三兩，切

甘草二兩，炙　大棗十二枚，擘

【校勘】

❶ 去桂加白朮湯：《脉經》卷八、《千金翼方》卷九并作「朮附子湯」。《玉函》卷八作「朮附湯」。

右五味。以水六升。煑取二升。去滓。分温三服。初一服。其人身如痺。半日許。復服之。三服都盡。其人如冒狀。勿怪。此以附子朮。併走皮內。逐水氣。未得除。故使之耳。法當加桂四兩。此本一方二法。以大便鞕。小便自利。去桂也。以大便不鞕。小便不利。當加桂。附子三枚。恐多也。虛弱家及產婦。宜減服之。

風濕相搏。骨節疼煩。掣痛不得屈伸。近之則痛劇。汗出短氣。小便不利。惡風不欲去衣。或身微腫者。甘草附子湯主之。方三十七。

甘草二兩炙　附子二枚炮去皮破　白朮二兩

桂枝四兩去皮

右四味，以水六升，煑取三升，去滓，溫服一升，日三服。初服得微汗則解，能食，汗止❶復煩者，將服五合。恐一升多者，宜服六七合為始❷。

傷寒脉浮滑，此以表有熱，裏有寒，白虎湯主之。方三十八。

知母六兩　石膏一斤碎　甘草二兩炙

粳米六合

右四味，以水一斗，煑米熟湯成，去滓，溫服一升，

【校勘】

❶止：《金匱要略·痓濕暍病脉证治》作「出」。

❷始：《金匱要略·痓濕暍病脉证治》作「妙」。

日三服。臣億等謹按前篇云：熱結在裏，表裏俱熱者，白虎湯主之。又云：其表不解，不可與白虎湯。此云脉浮滑，表有熱，裏有寒者，必表裏字差矣。又陽明一證云：脉浮遲，表熱裏寒，四逆湯主之。又少陰一證云：裏寒外熱，通脉四逆湯主之。以此表裏自差明矣。千金翼云白通湯非也。

傷寒脉結代，心動悸，炙甘草湯主之。方三十九。

甘草四兩，炙　生薑三兩，切　人參二兩

生地黃一斤　桂枝三兩，去皮　阿膠二兩

麥門冬半升，去心　麻仁半升　大棗三十枚，擘

右九味，以清酒七升，水八升，先煮八味，取三升，去滓，內膠烊消盡，溫服一升，日三服。一名復脉

湯。

脉按之来緩時一止復来者名曰結又脉来動而中止更来小數中有還者反動名曰結隂也脉来動而中止不能自還因而復動者名曰代隂也得此脉者必難治。

世讓堂翻刻宋板趙氏家藏印

傷寒論卷第四

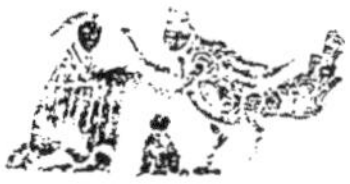

傷寒論卷第五　仲景全書第五

漢　張仲景述　晋　王叔和撰次
宋　林　億校正
明　趙開美校刻
沈　琳仝校

辨陽明病脉證并治第八（一七三）
辨少陽病脉證并治第九（二一二）

辨陽明病脉證并治第八

合四十四法，方一十首，一方附，并見陽明少陽合病法。

陽明病，不吐不下，心煩者，可與調胃承氣湯。第

一。三味。前有陽明病二十七證。〔一八九〕

陽明病。脉遲。汗出。不惡寒。身重。短氣。腹滿。潮熱。大便鞕。大承氣湯主之。若腹大滿不通者。與小承氣湯。第二。大承氣四味。小承氣三味。〔一九〇〕

陽明病。潮熱。大便微鞕者。可與大承氣湯。若不大便六七日。恐有燥屎。與小承氣湯。若不轉失氣不可攻之。後發熱。復鞕者。小承氣湯和之。第三。用前第一方。下有二病證。〔一九二〕

傷寒。若吐下不解。至十餘日。潮熱。不惡寒。如見鬼狀。微喘。直視。大承氣湯主之。第四。用前第二方。〔一九三〕

陽明病。多汗。胃中燥。大便鞕。讝語。小承氣湯主之。第五。用前第二方〔一九二〕

陽明病。讝語。潮熱。脉滑疾者。小承氣湯主之。第六。用前第二方〔一九三〕

陽明病。讝語。潮熱。不能食。胃中有燥屎。宜大承氣湯。下之。第七。用前第二方。下有陽明病一證。〔一九四〕

汗出。讝語。有燥屎在胃中。過經。乃可下之。宜大承氣湯。第八。用前第二方。下有傷寒病一證。〔一九四〕

三陽合病。腹滿。身重。讝語。遺尿。白虎湯主之。第九。四味〔一九五〕

二陽併病太陽證罷潮熱汗出大便難讝語者
宜大承氣湯第十用前第二方（一九五）
陽明病脉浮緊咽燥口苦腹滿而喘發熱汗出
惡熱身重若下之則胃中空虛客氣動膈心中
懊憹舌上胎者梔子豉湯主之第十一二味（一九六）
若渴欲飲水舌燥者白虎加人參湯主之第十
二五味（一九六）
若脉浮發熱渴欲飲水小便不利者猪苓湯主
之第十三五味下有不可與猪苓湯一證（一九七）
脉浮遲表熱裏寒下利清穀者四逆湯主之第

十四。三味。下有二病證。〔一九八〕

陽明病，下之，外有熱，手足温，不結胸，心中懊憹，不能食，但頭汗出，梔子豉湯主之。第十五。用前第十一方〔一九八〕

陽明病，發潮熱，大便溏，胸滿不去者，與小柴胡湯。第十六。七味〔一九九〕

陽明病，脅下滿，不大便而嘔，舌上胎者，與小柴胡湯。第十七。用上方〔二〇〇〕

陽明中風，脉弦浮大，短氣，腹滿，脅下及心痛，鼻乾，不得汗，嗜臥，身黄，小便難，潮熱而噦，與小柴

胡湯第十八。用上方〔二〇〇〕

脉但浮。無餘證者。與麻黄湯。第十九。四味〔二〇〇〕

陽明病。自汗出。若發汗。小便利。津液内竭。雖鞕。不可攻之。須自大便。蜜煎導而通之。若土瓜根。豬膽汁。第二十。一味。猪膽方附。二味〔二〇一〕

陽明病。脉遲。汗出多。微惡寒者。表未觧也。宜桂枝湯。第二十一。五味〔二〇二〕

陽明病。脉浮。無汗而喘者。發汗則愈。宜麻黄湯。第二十二。用前第十九方〔二〇三〕

陽明病。但頭汗出。小便不利。身必發黄。茵蔯蒿

湯主之。第二十三。三味〔二〇三〕

陽明證，喜忘，必有畜血，大便黑，宜抵當湯下之。第二十四。四味〔二〇四〕

陽明病，下之，心中懊憹而煩，胃中有燥屎者，宜大承氣湯。第二十五。用前第二方。下有一病證。〔二〇四〕

病人煩熱，汗出解，如瘧狀，日晡發熱，脈實者，宜大承氣湯；脈浮虛者，宜桂枝湯。第二十六。大承氣湯用前第二方。桂枝湯用前第二十一方。〔二〇五〕

大下後，六七日不大便，煩不解，腹滿痛，本有宿食，宜大承氣湯。第二十七。用前第二方〔二〇五〕

病人小便不利，大便乍難乍易，時有微熱，宜大承氣湯。第二十八。用前第二方。〔二〇五〕

食穀欲嘔，屬陽明也，吳茱萸湯主之。第二十九。四味。〔二〇六〕

太陽病，發熱汗出，惡寒，不嘔，心下痞，此以醫下之也。如不下，不惡寒而渴，屬陽明，但以法救之，宜五苓散。第三十。五味。下有二病證。〔二〇七〕

趺陽脉浮而濇，小便數，大便鞕，其脾為約，麻子仁丸主之。第三十一。六味。〔二〇八〕

太陽病三日，發汗不解，蒸蒸熱者，調胃承氣湯

主之。第三十二。用前第一方〔二〇八〕

傷寒吐後。腹脹滿者。與調胃承氣湯。第三十三。用前第一方〔二〇八〕

太陽病。若吐下。發汗後。微煩。大便鞕。與小承氣湯和之。第三十四。用前第二方〔二〇九〕

得病二三日。脈弱。無太陽柴胡證。煩躁。心下鞕。小便利。屎定鞕。宜大承氣湯。第三十五。用前第二方〔二〇九〕

傷寒六七日。目中不了了。睛不和。無表裏證。大便難。宜大承氣湯。第三十六。用前第二方〔二〇九〕

陽明病。發熱汗多者。急下之。宜大承氣湯。第三

十七。用前第二方〔二一〇〕

發汗不解。腹滿痛者。急下之。宜大承氣湯。第三十八。用前第二方〔二一〇〕

腹滿不減。減不足言。當下之。宜大承氣湯。第三十九。用前第二方〔二一〇〕

陽明少陽合病。必下利。脈滑而數。有宿食也。當下之。宜大承氣湯。第四十。用前第二方〔二一〇〕

病人無表裏證。發熱七八日。脈數可下之。假令已下。不大便者。有瘀血。宜抵當湯。第四十一。用前第二十四方。〔二一一〕

下有二病證。

傷寒七八日，身黄如橘色，小便不利，茵蔯蒿湯主之。第四十二。用前第二十三方。〔三一〕

傷寒身黄發熱，梔子蘗皮湯主之。第四十三。三味。〔三二〕

傷寒瘀熱在裏，身必黄，麻黄連軺赤小豆湯主之。第四十四。八味。〔三三〕

問曰：病有太陽陽明，有正陽陽明，有少陽陽明，何謂也？答曰：太陽陽明者，脾約一云絡是也。正陽陽明者，胃家實是也。少陽陽明者，發汗利小便已，胃中燥煩實❶，大便難是也。

陽明之為病，胃家實❷一作寒是也。

【校勘】

❶煩實：《玉函》卷三、《千金翼方》卷九均無「煩實」二字。

❷實：《千金翼方》卷九作「寒」。

問曰。何緣得陽明病。答曰。太陽病若發汗。若下。若利小便。此亡津液。胃中乾燥。因轉屬陽明。不更衣。内實大便難者。此名陽明[1]也。

問曰。陽明病外證云何。答曰。身熱汗自出。不惡寒。反惡熱也。

問曰。病有得之一日。不發熱而惡寒者何也。答曰。雖得之一日。惡寒將自罷。即自汗出而惡熱也。

問曰。惡寒何故自罷。答曰。陽明居中。主土也。萬物所歸。無所復傳。始雖惡寒。二日自止。此為陽明病也。

【校勘】

[1] 明：《玉函》卷三、《千金翼方》卷九「明」下并有「病」字，與文例合。

本太陽初得病時發其汗汗先出不徹因轉屬陽明也傷寒發熱無汗嘔不能食而反汗出濈濈然者是轉屬陽明也

傷寒三日陽明脉大

傷寒脉浮而緩手足自溫者是為繫在太陰太陰者身當發黃若小便自利者不能發黃至七八日大便鞕者為陽明病也

傷寒轉❶繫陽明者其人濈❷然微汗出也

陽明中風口苦咽乾腹滿微喘發熱惡寒脉浮而緊若下之則腹滿小便難也

【校勘】

❶轉：《千金翼方》卷九作「傳」。

❷濈：《玉函》卷三作「濈濈」。

陽明病若能食名中風不能食名中寒。

陽明病若中寒者不能食小便不利手足濈然汗出此欲作固瘕必大便初鞕後溏所以然者以胃中冷水穀不别故也。

陽明病初欲食小便反不利大便自調其人骨節疼翕翕如有熱狀奄然發狂濈然汗出而解者此水不勝穀氣與汗共并脉緊則愈。

陽明病欲解時從申至戌上❶。

陽明病不能食攻其熱必噦所以然者胃中虚冷故也以其人本虚攻其熱必噦。

【校勘】

❶至戌上：《玉函》卷三、《千金翼方》卷九并作「盡戌」。

陽明病。脉遲。食難用飽。飽則微煩頭眩。必小便難。此欲作穀癉。雖下之。腹滿如故。所以然者。脉遲故也。

陽明病。法❶多汗。反無汗。其身如蟲行皮中狀者。此以久虛故也。

陽明病。反無汗。而小便利。二三日嘔而欬。手足厥者。必苦頭痛。若不欬不嘔。手足不厥者。頭不痛。一云冬陽明。

陽明病。但頭眩。不惡寒。故能食而欬。其人咽必痛。若不欬者。咽不痛。一云冬陽明。

【校勘】

❶法：《玉函》卷三、《千金翼方》卷九并作「當」。

陽明病。無汗。小便不利。心中懊憹者。身必發黃。

陽明病。被火。額上微汗出。而小便不利者。必發黃。

陽明病。脉浮而緊者。必潮熱發作有時。但浮者。必盗汗出。

陽明病。口燥。但欲漱水。不欲嚥者。此必衄。

陽明病。本自汗出。醫更重發汗。病已差。尚微煩不了了者。此必大便鞕故也。以亡津液。胃中乾燥。故令大便鞕。當問其小便日幾行。若本小便日三四行。今日再行。故知大便不久出。今為小便數少。以津液當還入胃中。故知不久必大便也。

傷寒嘔多雖有陽明證不可攻之。

陽明病心下鞕滿者不可攻之攻之利遂不止者死利止者愈。

陽明病面合色赤不可攻之❶必發熱色黄者小便不利也。

陽明病不吐不下心❷煩者可與調胃承氣湯方一

甘草二兩炙　芒消半升　大黄四兩清酒洗

右三味切以水三升煑二物至一升去滓内芒消更上微火一二沸温頓服之以調胃氣。

陽明病脉遲雖汗出不惡寒者其身必重短氣腹

【校勘】

❶必：《玉函》卷三「必」上有「攻之」。

❷心：《玉函》卷三、《千金翼方》卷九并作「而」。

滿而喘。有潮熱者。此外欲解。可攻裏也。手足濈然汗出者。此大便已鞕也。大承氣湯主之。若汗多。微發熱惡寒者。外未解也❶。一法與桂枝湯。其熱不潮。未可與承氣湯。若腹大滿不通者。可與小承氣湯。微和胃氣。勿令至大泄下。大承氣湯方二。

大黃四兩酒洗　厚朴半斤炙去皮　枳實五枚炙

芒消三合

右四味。以水一斗。先煑二物。取五升。去滓。內大黃。更煑取二升。去滓。內芒消。更上微火一兩沸。分溫再服。得下。餘勿服。

【校勘】

❶也：《千金要方》卷九、《外臺》卷一「也」下均有「桂枝湯主之」五字。

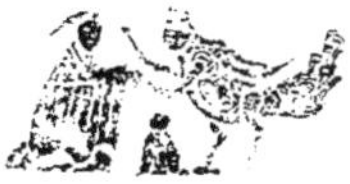

小承氣湯方

大黃四兩　厚朴二兩炙去皮　枳實三枚大者炙

右三味。以水四升。煮取一升二合。去滓。分溫二服。初服湯當更衣。不爾者。盡飲之。若更衣者。勿服之。

陽明病。潮熱。大便微鞕者。可與大承氣湯。不鞕者。不可與之。若不大便六七日。恐有燥屎。欲知之法。少與小承氣湯。湯入腹中。轉失❶氣者。此有燥屎也。乃可攻之。若不轉失氣者。此但初頭鞕。後必溏。不可攻之。攻之必脹滿。不能食也。欲飲水者。與水則

【校勘】

❶失：《玉函》卷三作「矢」。後同。

噦，其後發熱[1]者，必大便復鞕而少也，以小承氣湯和之。不轉失氣者，慎不可攻也。小承氣湯。三。用前第二方。

夫實則讝語，虛則鄭聲。鄭聲者，重語也。直視讝語，喘滿者死，下利者亦死。

發汗多，若重發汗者，亡其陽，讝語脈短者死，脈自和者不死。

傷寒若吐若下後不解，不大便五六日，上至十餘日，日晡所發潮熱，不惡寒，獨語如見鬼狀。若劇者，發則不識人，循衣摸牀[2]，惕而不安，一云順衣妄撮，怵惕不安。微

【校勘】

[1] 熱：《玉函》卷三「熱」前有「潮」字。

[2] 摸牀：《玉函》卷三作「撮空」，《脈經》卷七作「妄撮」。

喘直視。脉弦者生。濇者死。微者但發熱讝語者。大承氣湯主之。若一服利。則止後服。四。用前第一方

陽明病。其人多汗。以津液外出。胃中燥。大便必鞕。鞕則讝語。小承氣湯主之。若一服讝語止者。更莫復服。五。用前第二方

陽明病。讝語發潮熱。脉滑而疾者。小承氣湯主之。因與承氣湯一升。腹中轉氣者。更服一升。若不轉氣者。勿更與之。明日又不大便。脉反微濇者。裏虛也。為難治。不可更與承氣湯也。六。用前第二方

陽明病。讝語有潮熱。反不能食者。胃中❶必有燥屎

【校勘】

❶胃中：《玉函》卷三、《脉經》卷七、《千金翼方》卷九無「胃中」二字。疑衍。

五六枚也。若能食者。但鞕耳。宜大承氣湯下之。七。用前第二方

陽明病。下血。讝語者。此為熱入血室。但頭汗出者。刺期門。隨其實而寫之。濈然汗出則愈。

汗汗一作臥出讝語者。以有燥屎在胃中。此為風也。須下者。過經乃可下之。下之若早。語言必亂。以表虛裏實故也。下之愈。宜大承氣湯。八。用前第二方。一云大柴胡湯。

傷寒四五日。脉沈而喘滿。沈為在裏。而反發其汗。津液越出。大便為難。表虛裏實。久則讝語。

三陽合病。腹滿。身重。難以轉側。口不仁。面垢。又作枯。一作

経云向讝語。遺尿。發汗。則讝語。下之則額上生汗。手足逆冷。若自汗出者。白虎湯主之。方九。

知母六兩　石膏一斤碎　甘草二兩炙

粳米六合

右四味。以水一斗。煑米熟湯成。去滓。温服一升。日三服。

二陽併病。太陽證罷。但發潮熱。手足漐漐汗出。大便難而讝語者。下之則愈。宜大承氣湯。十。用前第二方

陽明病。脉浮而緊。咽燥口苦。腹滿而喘。發熱汗出。不惡寒。反惡熱。身重。若發汗則躁。心憒憒公對切反

讝語。若加溫針。必怵惕煩躁。不得眠。若下之。則胃中空虛。客氣動膈。心中懊憹。舌上胎者。梔子豉湯主之。方十一。

肥梔子十四枚擘　香豉四合綿裹

右二味。以水四升。煮梔子取二升半。去滓。內豉。更煮取一升半。去滓。分二服。溫進一服。得快吐者。止後服。

若渴欲飲水。口乾舌燥者。白虎加人參湯主之。方十二。

知母六兩　石膏一斤碎　甘草二兩炙

粳米六合　人參三兩

右五味。以水一斗。煑米熟湯成。去滓。溫服一升。日三服。

若脉浮。發熱。渴欲飲水。小便不利者。猪苓湯主之。方十三。

猪苓去皮　茯苓　澤瀉　阿膠　滑石碎各一兩

右五味。以水四升。先煑四味。取二升。去滓。內阿膠烊消。溫服七合。日三服。

陽明病。汗出多而渴者。不可與猪苓湯。以汗多。胃

中燥。猪苓湯復利其小便故也。

脉浮而遲。表熱裏寒。下利清穀者。四逆湯主之。方十四。

甘草二兩炙　乾薑一兩半　附子一枚生用去皮破八片

右三味。以水三升。煮取一升二合。去滓。分溫二服。强人可大附子一枚。乾薑三兩。

若❶胃中虚冷。不能食者。飲水則噦。

脉浮發熱。口乾鼻燥。能食者。則衄。

陽明病。下之。其外有熱。手足溫。不結胷。心中懊憹。飢不能食。但頭汗出者。梔子豉湯主之。十五。用前第十

【校勘】

❶若：《脉經》卷七「若」上有「陽明病」三字。

一方

陽明病。發潮熱。大便溏。小便自可。胸脅滿不去者。與小柴胡湯。方十六。

柴胡半斤　黃芩三兩　人參三兩

半夏半升洗　甘草三兩炙　生薑三兩切

大棗十二枚擘

右七味。以水一斗二升。煮取六升。去滓。再煎取三升。溫服一升。日三服。

陽明病。脅下鞕滿。不大便而嘔。舌上白胎者。可與小柴胡湯。上焦得通。津液得下。胃氣因和。身濈然

汗出而觧。十七。用上方

陽明中風。脉弦浮大而短氣。腹都滿。脅下及心痛。久按之氣不通。鼻乾不得汗。嗜臥。一身及目悉黄。小便難。有潮熱。時時噦。耳前後腫。刺之小差。外不觧。病過十日。脉續浮者。與小柴胡湯。十八。用上方

脉但浮。無餘證者。與麻黄湯。若不尿。腹滿加噦者。不治。麻黄湯。方十九。

麻黄三兩去節　桂枝二兩去皮　甘草一兩炙

杏仁七十箇去皮尖

右四味。以水九升。煮麻黄減二升。去白沫。内諸

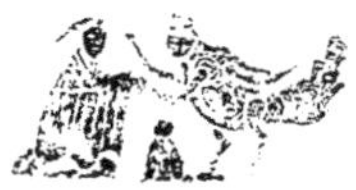

藥煮取二升半去滓溫服八合覆取微似汗

陽明病自汗出若發汗小便自利者此為津液內竭雖鞕不可攻之當須自欲大便宜蜜煎導而通之若土瓜根及大猪膽汁皆可為導二十

蜜煎方

食蜜七合

右一味於銅器內微火煎當須凝如飴狀攪之勿令焦著欲可丸併手捻作挺令頭銳大如指長二寸許當熱時急作冷則鞕以內穀道中以手急抱欲大便時乃去之疑非仲景意已試甚

良❶。

❷又大猪膽一枚。瀉汁。和少許法醋。以灌穀道內。如一食頃。當大便。出宿食惡物。甚效。

陽明病。脉遲。汗出多。微惡寒者。表未解也。可發汗。宜桂枝湯。二十一。

桂枝三兩，去皮　芍藥三兩　生薑三兩

甘草二兩，炙　大棗十二枚，擘

右五味。以水七升。煑取三升。去滓。溫服一升。須臾啜熱稀粥一升。以助藥力。取汗。

陽明病。脉浮。無汗而喘者。發汗則愈。宜麻黄湯。二

【校勘】

❶疑非仲景意已試甚良：《玉函》卷八、《千金翼方》卷九均無此九字。

❷又：據目録，「又」上當補「猪膽汁」方。

十二。用前第十九方

陽明病，發熱汗出者，此為熱越，不能發黄也。但頭汗出，身無汗，劑❶頸而還，小便不利，渴引水漿者，此為瘀熱在裏，身必發黄，茵蔯蒿湯主之。方二十三。

茵蔯蒿六兩　梔子十四枚，擘　大黄二兩，去皮

右三味，以水一斗二升，先煮茵蔯，減六升，内二味，煮取三升，去滓，分❷三服。小便當利，尿如皂莢汁狀，色正赤，一宿腹減，黄從小便去也。

陽明證，其人喜忘者，必有畜血。所以然者，本有久瘀血，故令喜忘，屎雖鞕，大便反易，其色必黑者，宜

【校勘】

❶劑：《說文》：「劑，齊也。」《玉函》卷三、《脉經》卷七、《千金翼方》卷九均作「齊」。

❷分：《玉函》卷三「分」下有「温」字。

抵當湯下之方。二十四。

水蛭熬　蝱蟲去翅足熬，各三十箇　大黃三兩，酒洗

桃仁二十箇，去皮尖及兩人者

右四味，以水五升，煑取三升，去滓，温服一升。不下，更服。

陽明病，下之，心中懊憹而煩，胃中有燥屎者，可攻。腹微滿，初頭鞕，後必溏，不可攻之。若有燥屎者，宜大承氣湯。二十五。用前第二方

病人不大便五六日，繞臍痛，煩躁，發作有時者，此有燥屎，故使不大便也。

病人煩熱，汗出則解，又如瘧狀，日晡所發熱者，屬陽明也。脉實者，宜下之；脉浮虚者，宜發汗。下之與大承氣湯，發汗宜桂枝湯。二十六。大承氣湯用前第二方。桂枝湯用前第二十一方。

大下後，六七日不大便，煩不解，腹滿痛者，此有燥屎也。所以然者，本有宿食故也，宜大承氣湯。二十七。用前第二方。

病人小便不利，大便乍難乍易，時有微熱，喘冒❶一作佛鬱不能卧者，有燥屎也，宜大承氣湯。二十八。用前第二方。

【校勘】

❶喘冒：《千金翼方》卷九作「佛鬱」。

食穀欲嘔。屬陽明也。吳茱萸湯主之。得湯反劇者。屬上焦也。吳茱萸湯方二十九。

吳茱萸一升洗　人參三兩　生薑六兩切

大棗十二枚擘

右四味。以水七升。煮取二升。去滓。溫服七合。日三服。

太陽病。寸緩關浮尺弱。其人發熱汗出。復惡寒。不嘔。但心下痞者。此以醫下之也。如其不下者。病人不惡寒而渴者。此轉屬陽明也。小便數者。大便必鞕。不更衣十日。無所苦也。渴欲飲水。少少與之。但

以法救之渴者宜五苓散方三十

猪苓（去皮）　白朮　茯苓（各十八銖）

澤瀉（一兩六銖）　桂枝（半兩去皮）

右五味為散白飲和服方寸匕日三服

脉陽微而汗出少者為自和（一作如）也汗出多者為太過陽脉實因發其汗出多者亦為太過太過者為陽絶於裏亡津液大便因鞕也

脉浮而芤浮為陽芤為陰浮芤相摶胃氣生熱其陽則絶

趺陽脉浮而濇浮則胃氣强濇則小便數浮濇相

摶大便則鞕其脾為約麻子仁丸主之方三十一。

麻子仁二升　芍藥半斤　枳實半斤炙

大黄一斤去皮　厚朴一尺炙去皮　杏仁一升去皮尖熬別作脂

右六味蜜和丸如梧桐子大飲服十丸日三服漸加以知為度。

太陽病三日發汗不解蒸蒸發熱者屬胃也調胃承氣湯主之三十二。用前第一方

傷寒吐後腹脹滿者與調胃承氣湯三十三。用前第一方

太陽病若吐若下若發汗後微煩小便數大便因

鞕者。與小承氣湯和之。愈。三十四。用前第二方

得病二三日。脉弱。無太陽柴胡證。煩躁。心下鞕。至四五日。雖能食。以小承氣湯少少與。微和之。令小安。至六日。與承氣湯一升。若不大便六七日。小便少者。雖不受食。一云不大便。但初頭鞕。後必溏。未定成鞕。攻之必溏。須小便利。屎定鞕。乃可攻之。宜大承氣湯。三十五。用前第二方

傷寒六七日。目中不了了。睛不和。無表裏證。大便難。身微熱者。此為實也。急下之。宜大承氣湯。三十六。用前第二方

陽明病，發熱汗多者，急下之，宜大承氣湯❶。三十七。用前第二方。一云大柴胡湯。

發汗不解，腹滿痛者，急下之，宜大承氣湯。三十八。用前第二方。

腹滿不減，減不足言，當下之，宜大承氣湯。三十九。用前第二方。

陽明少陽合病，必下利，其脉不負者，為順也。負者，失也，互相剋賊，名為負也。脉滑而數者，有宿食也。當下之，宜大承氣湯。四十。用前第二方。

病人無表裏證，發熱七八日，雖脉浮數者，可下之。

【校勘】

❶宜大承氣湯：《脉經》卷七作「屬大柴胡湯」。

假令已下。脉數不解。合熱則消穀喜飢。至六七日不大便者。有瘀血。宜抵當湯。四十一。用前第二十四方

若脉數不解。而下不止。必協熱便膿血也。

傷寒發汗已。身目為黄。所以然者。以寒濕一作溫在裏不解故也。以為不可下也。於寒濕中求之。

傷寒七八日。身黄如橘子色。小便不利。腹微滿者。茵蔯蒿湯主之。四十二。用前第二十三方

傷寒身黄發熱。梔子蘗皮湯主之。方四十三。

肥梔子十五箇，擘　甘草一兩，炙　黄蘗二兩

右三味。以水四升。煑取一升半。去滓。分温再服。

傷寒瘀熱在裏。身必黄。麻黄連軺[1]赤小豆湯主之。

方四十四。

麻黄二兩，去節　連軺二兩，連翹根是　杏仁四十箇，去皮尖

赤小豆一升　大棗十二枚，擘　生梓白皮切，一升

生薑二兩，切　甘草二兩，炙

右八味。以潦水一斗。先煑麻黄再沸。去上沫。内諸藥。煑取三升。去滓。分温三服。半日服盡。

辨少陽病脉證并治第九 方一首，并見三陽合病法

太陽病不解。轉入少陽者。脅下鞕滿。乾嘔不能食。往来寒熱。尚未吐下。脉沈緊者。與小柴胡湯。第

【校勘】

❶ 軺（yáo 摇）：《千金翼方》卷九作「翹」。

一。七味

少陽之爲病。口苦咽乾目眩也。

少陽中風。兩耳無所聞。目赤。胷中滿而煩者。不可吐下。吐下則悸而驚。

傷寒。脉弦細。頭痛發熱者。屬少陽。少陽不可發汗。發汗則讝語。此屬胃。胃和則愈。胃不和。煩而悸。一云躁。

本太陽病不解。轉入少陽者。脇下鞕滿。乾嘔不能食。往来寒熱。尚未吐下。脉沈緊者。與小柴胡湯。方一。

柴胡八兩 人參三兩 黄芩三兩

甘草三兩炙 半夏半升洗 生薑三兩切

大棗十二枚擘

右七味。以水一斗二升。煑取六升。去滓。再煎取三升。温服一升。日三服。

若已吐下。發汗。温針。譫語。柴胡湯證罷。此為壞病。知犯何逆。以法治之。

三陽合病。脉浮大。上關上。但欲眠睡。目合則汗。

傷寒六七日。無大熱。其人躁煩者。此為陽去入陰故也。

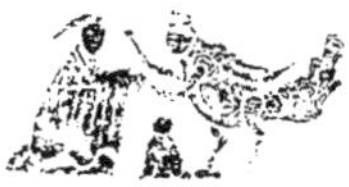

傷寒三日。三陽為盡。三陰當受邪。其人反能食而不嘔。此為三陰不受邪也。

傷寒三日。少陽脉小者。欲已也。

少陽病欲解時。從寅至辰上。

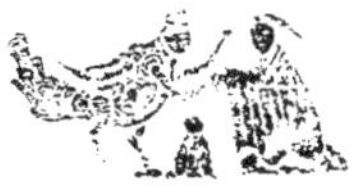

傷寒論卷第五

世讓堂翻宋板

傷寒論卷第六　　仲景全書第六

漢　張仲景述　　晉　王叔和撰次

宋　林　億校正

明　趙開美校刻

沈　琳仝校

辨太陰病脉證并治第十〔二一七〕

辨少陰病脉證并治第十一〔二二二〕

辨厥陰病脉證并治第十二厥利嘔噦附〔二四二〕

辨太陰病脉證并治第十合三法。方三首。

太陰病。脉浮可發汗。宜桂枝湯。第一。五味。前有太陰病三〔二一九〕

證。

自利不渴者。屬太陰。以其藏寒故也。宜服四逆輩。第二。下有利自止一證〔二二九〕

本太陽病。反下之。因腹滿痛。屬太陰。桂枝加芍藥湯主之。大實痛者。桂枝加大黃湯主之。第三。桂枝加芍藥湯。五味。加大黃湯。六味。減大黃芍藥法附。〔二三〇〕

太陰之為病。腹滿而吐。食不下。自利❶益甚。時腹自痛。若下之。必❷胷下結鞕。

太陰中風。四肢煩疼。陽微陰濇而長者。為欲愈。

太陰病欲解時。從亥至丑上。

【校勘】

❶ 自利：《脉經》卷七、《千金翼方》卷十、《太平聖惠方》卷八均作「下之」。

❷ 若下之必：《脉經》卷七、《千金翼方》卷十、《太平聖惠方》卷八均無此四字。

太陰病，脉浮者，可發汗，宜桂枝湯。方一。

桂枝三兩去皮　芍藥三兩　甘草二兩炙

生薑三兩切　大棗十二枚擘

右五味，以水七升，煮取三升，去滓，溫服一升，須臾啜熱稀粥一升，以助藥力，溫覆取汗。

自利不渴者，屬太陰，以其藏有寒故也，當溫之，宜服四逆輩。二。

傷寒脉浮而緩，手足自溫者，繫在太陰，太陰當發身黃；若小便自利者，不能發黃，至七八日，雖暴煩下利日十餘行，必自止①，以脾家實，腐穢當去故也。

【校勘】

①止：《玉函》卷四"止"下有"所以然者"四字。

本太陽病。醫反下之。因爾腹滿時痛者。屬太陰也。桂枝加芍藥湯主之。大實痛者。桂枝加大黃湯主之。三。

桂枝加芍藥湯方

桂枝三兩去皮 芍藥六兩 甘草二兩炙

大棗十二枚擘 生薑三兩切

右五味。以水七升。煮取三升。去滓。溫分三服。本云桂枝湯。今加芍藥。

桂枝加大黃湯方

桂枝三兩去皮 大黃二兩 芍藥六兩

生薑三兩切　甘草二兩炙　大棗十二枚擘

右六味，以水七升，煮取三升，去滓，溫服一升，日三服。

太陰為病，脉弱，其人續自便利，設當行大黃芍藥者，宜減之，以其人胃氣弱易動故也。下利者先煎芍藥三沸。

辨少陰病脉證并治第十一 合二十三法，方一十九首。

少陰病始得之，發熱脉沈者，麻黃細辛附子湯主之。第一。三味。前有少陰病二十證。〔二二九〕

少陰病，二三日，麻黃附子甘草湯，微發汗。第二。三味〔二三〇〕

少陰病。二三日以上。心煩。不得臥。黃連阿膠湯主之。第三。五味〔三〇三〕

少陰病。一二日口中和。其背惡寒。附子湯主之。第四。五味〔三〇四〕

少陰病。身體痛。手足寒。骨節痛。脉沈者。附子湯主之。第五。用前第四方〔三〇五〕

少陰病。下利便膿血者。桃花湯主之。第六。三味〔三〇六〕

少陰病。二三日至四五日。腹痛。小便不利。便膿血者。桃花湯主之。第七。用前第六方。下有少陰病一證。〔三〇七〕

少陰病。吐利。手足逆冷。煩躁欲死者。吴茱萸湯

主之第八。四味〔二三二〕

少陰病，下利，咽痛，胷滿心煩者，豬膚湯主之第九。三味〔二三三〕

少陰病二三日，咽痛，與甘草湯不差，與桔梗湯，第十。甘草湯一味。桔梗湯二味。〔二三三〕

少陰病，咽中生瘡，不能語言，聲不出者，苦酒湯主之第十一。三味〔二三四〕

少陰病，咽痛，半夏散及湯主之第十二。三味〔二三五〕

少陰病，下利，白通湯主之第十三。三味〔二三五〕

少陰病，下利，脉微，與白通湯，利不止，厥逆無脉，

乾嘔者。白通加猪膽汁湯主之。第十四。白通湯用前第十三方。加猪膽汁湯。五味。〔二三六〕

少陰病。至四五日。腹痛。小便不利。四肢沉重疼痛。自下利。真武湯主之。第十五。五味。加減法附。〔二三七〕

少陰病。下利清穀。裏寒外熱。手足厥逆。脉微欲絕。惡寒。或利止。脉不出。通脉四逆湯主之。第十六。三味。加減法附。〔二三七〕

少陰病。四逆。或欬。或悸。四逆散主之。第十七。四味。加減法附。〔二三八〕

少陰病。下利六七日。欬而嘔渴。煩不得眠。猪苓

湯主之。第十八。五味〔二三九〕

少陰病，二三日，口燥咽乾者，宜大承氣湯。第十九。四味〔二四〇〕

少陰病，自利清水，心下痛，口乾者，宜大承氣湯。第二十。用前第十九方〔二四一〕

少陰病，六七日，腹滿，不大便，宜大承氣湯。第二十一。用前第十九方〔二四二〕

少陰病，脉沈者，急温之，宜四逆湯。第二十二。三味〔二四三〕

少陰病，食入則吐，心中温温欲吐，手足寒，脉弦遲，當温之，宜四逆湯。第二十三。用前第二十二方。下有少陰病

一證。〔二四二〕

少陰之為病，脈微細，但欲寐也。

少陰病，欲吐不吐，心煩，但欲寐，五六日自利而渴者，屬少陰也，虛故引水自救。若小便色白者，少陰病形悉具。小便白者❶，以下焦虛有寒，不能制水❷，故令色白也。

病人脈陰陽俱緊，反汗出者，亡陽也，此屬少陰，法當咽痛而復吐利。

少陰病，欬而下利，讝語者，被火氣劫故也，小便必難，以強責少陰汗也。

【校勘】

❶小便白者：《玉函》卷四作「所以然者」。義勝。

❷水：《千金翼方》卷十作「溲」。

少陰病。脉細沉數。病為在裏。不可發汗。

少陰病。脉微。不可發汗。亡❶陽故也。陽已虚。尺脉弱濇者。復不可下之。

少陰病。脉緊。至七八日自下利。脉暴微。手足反温。脉緊反去者。為欲解也。雖煩。下利必自愈。

少陰病。下利。若利自止。惡寒而踡卧。手足温者。可治。

少陰病。惡寒而踡。時自煩。欲去衣被者。可治。

少陰中風。脉陽微陰浮者。為欲愈。

少陰病。欲觧時。從子至寅上。

【校勘】

❶亡：通「無」。《脉經》卷七、《千金翼方》卷十并作「無」。

少陰病。吐利。手足不逆冷。反發熱者。不死。脈不至者。至一作足 灸少陰七壯。

少陰病。八九日。一身手足盡熱者。以熱在膀胱。必便血也。

少陰病。但厥無汗。而強發之。必動其血。未知從何道出。或從口鼻。或從目出者。是名下厥上竭。為難治。

少陰病。惡寒。身踡而利。手足逆冷者。不治。

少陰病。吐利。躁煩。四逆者。死。

少陰病。下利止而頭眩。時時自冒者。死。

少陰病。四逆惡寒而身踡。脉不至。不煩而躁者。死。一作吐利而躁逆者死。

少陰病。六七日息高者。死。

少陰病。脉微細沉。但欲卧。汗出不煩。自欲吐。至五六日自利。復煩躁。不得卧寐者。死。

少陰病。始得之。反發熱。脉沉者。麻黄細辛附子湯[1]主之。方一。

麻黄二兩，去節　細辛二兩　附子一枚，炮，去皮，破八片

右三味。以水一斗。先煮麻黄。減二升。去上沫。内諸藥。煮取三升。去滓。温服一升。日三服。

【校勘】

[1] 麻黄細辛附子湯：《玉函》卷四作「麻黄附子細辛湯」。

少陰病得之二三日。麻黄附子甘草湯微發汗。以二三日無❶證。故微發汗也。方二。

麻黄二兩去節　甘草二兩炙　附子一枚炮去皮破八片

右三味。以水七升。先煑麻黄一兩沸。去上沫。内諸藥。煑取三升。去滓。温服一升。日三服。

少陰病得之二三日以上。心中煩。不得臥。黄連阿膠湯主之。方三。

黄連四兩　黄芩二兩　芍藥二兩

雞子黄二枚　阿膠三兩一云三挺

右五味。以水六升。先煑三物。取二升。去滓。内膠

【校勘】

❶無：《玉函》卷四「無」下有「裏」字。

烊盡，小冷，內雞子黃，攪令相得，溫服七合，日三服。

少陰病，得之一二日，口中和，其背惡寒者，當灸之，附子湯主之。方四。

附子二枚，炮，去皮，破八片　茯苓三兩　人參二兩　白朮四兩　芍藥三兩

右五味，以水八升，煮取三升，去滓，溫服一升，日三服。

少陰病，身體痛，手足寒，骨節痛，脉沈者，附子湯主之。五。用前第四方

少陰病。下利便膿血者。桃花湯主之。方六。

赤石脂一斤一半全用一半篩末　乾薑一兩　粳米一升

右三味。以水七升。煮米令熟。去滓。溫服七合。内赤石脂末方寸匕。日三服。若一服愈。餘勿服。

少陰病。二三日至四五日。腹痛。小便不利。下利不止。便膿血者。桃花湯主之。七。用前第六方

少陰病。下利便膿血者。可刺。

少陰病。吐利。手足逆冷。煩躁欲死者。吳茱萸湯主之。方八。

吳茱萸一升　人參二兩　生薑六兩切

大棗十二枚擘

右四味以水七升煑取二升去滓溫服七合日三服

少陰病下利咽痛胷滿心煩猪膚湯主之方九

猪膚一斤

右一味以水一斗煑取五升去滓加白蜜一升白粉五合熬香和令相得溫分六服

少陰病二三日咽痛者可與甘草湯不差與桔梗湯十

甘草湯方

甘草二兩

右一味。以水三升。煮取一升半。去滓。温服七合。日二服。

桔梗湯方

桔梗一兩　甘草二兩

右二味。以水三升。煮取一升。去滓。温分❶再服。

少陰病。咽中傷生瘡。不能語言。聲不出者。苦酒湯主之。方十一。

半夏洗破如棗核十四枚　雞子一枚去黄內上苦酒着雞子殼中

右二味。內半夏著苦酒中。以雞子殼置刀環中。

【校勘】

❶温分：《玉函》卷八、《千金翼方》卷十并作「分温」。

安火上。令三沸。去滓。少少含嚥之。不差。更作三劑。

少陰病。咽中痛。半夏散及湯主之。方十二。

半夏洗　桂枝去皮　甘草炙

右三味。等分。各別擣篩已。合治之。白飲和服方寸匕。日三服。若不能散服者。以水一升。煎七沸。内散兩方寸匕。更煮三沸。下火令小冷。少少嚥之。半夏有毒。不當散服。

少陰病。下利。白通湯主之。方十三。

葱白四莖　乾薑一兩　附子一枚生去皮破八片

右三味。以水三升。煑取一升。去滓。分温再服。

少陰病。下利脉微者。與白通湯。利不止。厥逆無脉。乾嘔煩者。白通加猪膽汁湯主之。服湯。脉暴出者。死。微續者。生。白通加猪膽湯方。十四。白通湯用上方。

葱白四莖　乾薑一兩　附子一枚生去皮破八片

人尿五合　猪膽汁一合

右五味。以水三升。煑取一升。去滓。内膽汁人尿。和令相得。分温再服。若無膽。亦可用。

少陰病。二三日不已。至四五日。腹痛。小便不利。四肢沉重疼痛。自下利者。此為有水氣。其人或欬。或

小便利或下利或嘔者真武湯主之方十五

茯苓三兩　芍藥三兩　白术二兩

生薑三兩切　附子一枚炮去皮破八片

右五味以水八升煑取三升去滓溫服七合日三服若欬者加五味子半升細辛一兩乾薑一兩若小便利者去茯苓若下利者去芍藥加乾薑二兩若嘔者去附子加生薑足前為半斤

少陰病下利清穀裏寒外熱手足厥逆脉微欲絕身反不惡寒其人面色赤或腹痛或乾嘔或咽痛或利止脉不出者通脉四逆湯主之方十六

甘草二兩炙　附子大者一枚生用去皮破八片

乾薑三兩強人可四兩

右三味，以水三升，煮取一升二合，去滓，分溫再服。其脉即出者愈。面色赤者，加葱九莖。腹中痛者，去葱❶，加芍藥二兩。嘔者，加生薑二兩。咽痛者，去芍藥❷，加桔梗一兩。利止脉不出者，去桔梗❸，加人參二兩。病皆與方相應者，乃服之❹。

少陰病，四逆，其人或欬，或悸，或小便不利，或腹中痛，或泄利下重者，四逆散主之。方十七。

甘草炙　枳實破水漬炙乾　柴胡　芍藥

【校勘】

❶去葱：《玉函》卷八無「去葱」二字。

❷去芍藥：《玉函》卷八無「去芍藥」三字。

❸去桔梗：《玉函》卷八無「去桔梗」三字。

❹病皆與方相應者乃服之：《玉函》卷八無此十字。

右四味。各十分。擣篩。白飲和服方寸匕。日三服。欬者加五味子、乾薑各五分。并主下利。悸者加桂枝五分。小便不利者加茯苓五分。腹中痛者加附子一枚。炮令坼。泄利下重者。先以水五升。煑薤白三升。煑取三升。去滓。以散三方寸匕。内湯中。煑取一升半。分溫再服。

少陰病。下利六七日。欬而嘔渴。心煩不得眠者。猪苓湯主之。方十八。

猪苓去皮　茯苓　阿膠　澤瀉

滑石各一兩

右五味，以水四升，先煮四物，取二升，去滓，內阿膠烊盡，溫服七合，日三服。

少陰病，得之二三日，口燥咽乾者，急下之，宜大承氣湯。方十九。

枳實五枚，炙　厚朴半斤，去皮，炙　大黃四兩，酒洗

芒消三合

右四味，以水一斗，先煮二味，取五升，去滓，內大黃，更煮取二升，去滓，內芒消，更上火令一兩沸，分溫再服，一服得利，止後服。

少陰病，自❶利清水，色純青，心下必痛，口乾燥者，可❷

【校勘】

❶自：《玉函》卷四、《脉經》卷七并作「下」。

❷可：《玉函》卷四作「急」。

下之，宜大承氣湯❶。二十。用前第十九方。一法用大柴胡。

少陰病，六七日，腹脹❷，不大便者，急下之，宜大❸承氣湯。二十一。用前第十九方。

少陰病，脉沉者，急温之，宜四逆湯。方二十二。

甘草二兩，炙　乾薑一兩半　附子一枚，生用，去皮，破八片

右三味，以水三升，煑取一升二合，去滓，分温再服。强人可大附子一枚，乾薑三兩。

少陰病，飲食入口則吐，心中温温❹欲吐，復不能吐。始得之，手足寒，脉弦遲者，此胷中實，不可下也，當吐之。若膈上有寒飲，乾嘔者，不可吐也，當温之，宜

【校勘】

❶宜大承氣湯：《脉經》卷七作「屬大柴胡湯、承氣湯证」。

❷脹：《脉經》卷七、《千金翼方》卷十并作「滿」。

❸大：《千金翼方》卷十無「大」字。

❹温温：《玉函》卷四作「嗢嗢」。嗢嗢，反胃欲嘔的聲音。爲是，當改。《千金要方》卷九作「愠愠」。

四逆湯。二十三。方依上法

少陰病，下利，脉微濇，嘔而汗出，必數更衣，反少者，當温其上，灸之。脉經云灸厥陰可五十壯

辨厥陰病脉證并治第十二

厥利嘔噦附　合一十九法　方一十六首

傷寒病，蚘厥，靜而時煩，為藏寒，蚘上入膈，故煩，得食而嘔吐，蚘者，烏梅丸主之。第一。十味　前後有厥陰病四證。厥逆一十九證。〔二四九〕

傷寒脉滑而厥，裏有熱，白虎湯主之。第二。四味〔二五二〕

手足厥寒，脉細欲絕者，當歸四逆湯主之。第三。

七味〔二五二〕

若内有寒者宜當歸四逆加吳茱萸生薑湯第四九味〔二五三〕

大汗出熱不去内拘急四肢疼下利厥逆惡寒者四逆湯主之第五三味〔二五四〕

大汗若大下利而厥冷者四逆湯主之第六用前第五〔二五四〕方

病人手足厥冷脉乍緊心下滿而煩宜瓜蔕散第七三味〔二五四〕

傷寒厥而心下悸宜先治水當服茯苓甘草湯

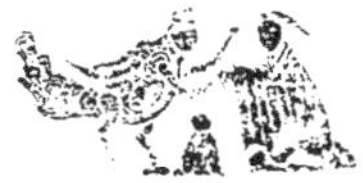

第八。四味〔二五五〕

傷寒六七日。大下後。寸脉沉遲。手足厥逆。麻黄升麻湯主之。第九。十四味。下有欲自利一證〔二五六〕

傷寒本自寒下。醫復吐下之。若食入口即吐。乾薑黄芩黄連人參湯主之。第十。四味。下有下利一十病證。〔二五七〕

下利清穀。裏寒外熱。汗出而厥者。通脉四逆湯主之。第十一。三味〔二五九〕

熱利下重者。白頭翁湯主之。第十二。四味〔二五九〕

下利腹脹滿。身疼痛者。先溫裏。乃攻表。溫裏宜四逆湯。攻表宜桂枝湯。第十三。四逆湯。用前第五方。桂枝湯。五

味〔二六〇〕

下利欲飲水者。以有熱也。白頭翁湯主之。第十四。用前第十二方〔二六一〕

下利讝語者。有燥屎也。宜小承氣湯。第十五。三味〔二六二〕

下利後更煩。按之心下濡者。虛煩也。宜梔子豉湯。第十六。二味〔二六一〕

嘔而脉弱。小便利。身有微熱。見厥者難治。四逆湯主之。第十七。用前第五方。前有嘔膿一證。〔二六二〕

乾嘔吐涎沫。頭痛者。吳茱萸湯主之。第十八。四味〔二六二〕

嘔而發熱者。小柴胡湯主之。第十九。七味。下有噦二證。〔二六二〕

厥陰之為病。消渴。氣上撞心。心中疼熱。飢而不欲食。食則吐蚘。下之。利不止。

厥陰中風。脉微浮為欲愈。不浮為未愈。

厥陰病。欲解時。從丑至夘上。

厥陰病。渴欲飲水者。少少與之。愈。

諸四逆厥者。不可下之。虛家亦然。

傷寒先厥。後發熱而利者。必自止。見厥復利。

傷寒始發熱六日。厥反九日而利。凡厥利者。當不能食。今反能食者。恐為除中。一云消中。食以索餅。不發熱者。知胃氣尚在。必愈。恐暴熱来出而復去也。後

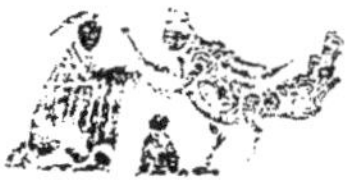

日[❶]脉之。其熱續在者。期之旦日夜半愈。所以然者。本發熱六日。厥反九日。復發熱三日。并前六日。亦為九日。與厥相應。故期之旦日夜半愈。後三日脉之。而脉數。其熱不罷者。此為熱氣有餘。必發癰膿也。

傷寒脉遲六七日。而反與黃芩湯徹其熱。脉遲為寒。今與黃芩湯。復除其熱。腹中應冷。當不能食。今反能食。此名除中。必死。

傷寒先厥後發熱。下利必自止。而反汗出。咽中痛者。其喉為痺。發熱無汗。而利必自止。若不止。必便

【校勘】

❶日：《玉函》卷四「日」前有「三」字。

膿血。便膿血者。其喉不痺。

傷寒一二日至四五日厥者。必發熱。前熱者。後必厥。厥深者。熱亦深。厥微者。熱亦微。厥應下之。而反發汗者。必口傷爛赤。

傷寒病厥五日。熱亦五日。設六日當復厥。不厥者。自愈。厥終不過五日。以熱五日。故知自愈。

凡厥者。陰陽氣不相順接。便為厥。厥者。手足逆冷者是也。

傷寒脉微而厥。至七八日膚冷。其人躁無暫安時者。此為藏厥。非蚘厥也。蚘厥者。其人當吐蚘。令病

者靜而復時煩者，此為藏寒，蚘上入其膈，故煩，須臾復止，得食而嘔，又煩者，蚘聞食臭出，其人常自吐蚘。蚘厥者，烏梅丸主之。又主久利方一。

烏梅三百枚　細辛六兩　乾薑十兩

黃連十六兩　當歸四兩　附子六兩，炮，去皮

蜀椒四兩，出汗　桂枝去皮，六兩　人參六兩

黃蘗六兩

右十味，異擣篩，合治之，以苦酒漬烏梅一宿，去核，蒸之五斗❶米下，飯熟擣成泥，和藥令相得，內臼中，與蜜杵二千下，丸如梧桐子大，先食飲服

【校勘】

❶斗：《玉函》卷八作「升」。

十丸日三服稍加至二十丸禁生冷滑物臭食等。

傷寒熱少微厥[1]指一作稍頭寒嘿嘿不欲食煩躁數日小便利色白者此熱除也欲得食其病為愈若厥而嘔胷脅煩滿者其後必便血。

病者手足厥冷言我不結胷小腹滿按之痛者此冷結在膀胱關元也。

傷寒發熱四日厥反三日復熱四日厥少熱多者其病當愈四日至七日熱不除者必便膿血。

傷寒厥四日熱反三日復厥五日其病為進寒多

【校勘】

[1] 微厥：《玉函》卷四作「厥微」。

熱少。陽氣退。故為進也。

傷寒六七日。脉微。手足厥冷。煩躁。灸厥陰。厥不還者死。

傷寒發熱❶。下利。厥逆。躁不得卧者。死。

傷寒發熱。下利至甚❷。厥不止者。死。

傷寒六七日。不利。便❸發熱而利。其人汗出不止者。死。有陰無陽故也。

傷寒五六日。不結胷。腹濡。脉虛。復厥者。不可下。此亡血。下之死。

發熱而厥。七日下利者。為難治。

【校勘】

❶發熱：《千金翼方》卷十無「發熱」二字。

❷甚：《千金翼方》卷十無「甚」字。

❸不利便：不利，《玉函》卷四作「不便利」。便：《玉函》卷四作「忽」。

傷寒脉促。手足厥逆。可灸之。促。一作縱。

傷寒脉滑而厥者。裏有熱。白虎湯主之。方二。

知母六兩　石膏一斤碎綿裹　甘草二兩炙

粳米六合

右四味。以水一斗。煮米熟湯成。去滓。温服一升。日三服。

手足厥寒。脉細欲絶者。當歸四逆湯主之。方三。

當歸三兩　桂枝三兩去皮　芍藥三兩

細辛三兩　甘草二兩炙　通草二兩

大棗二十五枚擘一法十二枚

右七味。以水八升。煮取三升。去滓。溫服一升。日三服。

若其人内有久寒者。宜當歸四逆加吳茱萸生薑湯。方四。

當歸三兩　芍藥三兩　甘草二兩炙

通草二兩　桂枝三兩去皮　細辛三兩

生薑半斤切　吳茱萸二升❶　大棗二十五枚擘

右九味。以水六升。清酒六升。和煮取五升。去滓。溫分五服。一方水酒各四升。

大汗出。熱不去。内❷拘急。四肢疼。又❸下利厥逆而惡

【校勘】

❶升：《玉函》卷八作「兩」。

❷内：《千金翼方》卷十無「内」字。

❸又：《千金翼方》卷十作「若」。

寒者。四逆湯主之。方五。

甘草二兩炙　乾薑一兩半　附子一枚生用去皮破八片

右三味。以水三升。煑取一升二合。去滓。分温再

服。若強人可用大附子一枚。乾薑三兩。

大汗。若大下利而厥冷者。四逆湯主之。六。用前第五方

病人手足厥冷。脉乍緊者。邪結在胷中。心下滿而

煩。飢不能食者。病在胷中。當須吐之。宜瓜蔕散。方

七。

瓜蔕　赤小豆

右二味。各等分。異擣篩。合內臼中。更治之。別以

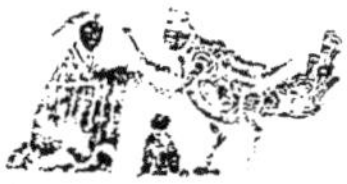

香豉一合。用熱湯七合，煮作稀糜，去滓，取汁，和散一錢七，温頓服之。不吐者，少少加，得快吐乃止。諸亡血虛家，不可與瓜蒂散。

傷寒厥而心下悸，宜先治水，當服茯苓甘草湯，却治其厥。不爾，水漬入胃，必作利也。茯苓甘草湯方。

八。

茯苓二兩　甘草一兩，炙　生薑三兩，切

桂枝二兩，去皮

右四味，以水四升，煮取二升，去滓，分温三服。

傷寒六七日，大下後，寸❶脉沉而遲，手足厥逆，下部

【校勘】

❶寸：《千金翼方》卷十，《脉經》卷七無「寸」字。

脈不至，喉咽❶不利，唾膿血，泄利不止者，為難治。麻黄升麻湯主之。方九。

麻黄二兩半，去節　升麻一兩一分❷　當歸一兩一分❷

知母十八銖　黄芩十八銖　萎蕤十八銖，一作菖蒲

芍藥六銖　天門冬❸六銖，去心　桂枝六銖，去皮

茯苓六銖　甘草六銖，炙　石膏六銖，碎，綿裹

白术六銖　乾薑六銖

右十四味，以水一斗，先煑麻黄一兩沸，去上沫，内諸藥，煑取三升，去滓，分溫三服，相去如炊三斗米頃，令盡，汗出愈。

【校勘】

❶ 喉咽：《玉函》卷四、《千金翼方》卷十并作「咽喉」。

❷ 一分：《玉函》卷七、《千金翼方》卷十并作「六銖」。

❸ 天門冬：《玉函》卷七、《千金翼方》卷十并作「麥門冬」。

傷寒四五日。腹中痛。若轉氣下趣少腹者。此欲自利也。

傷寒本自寒下。醫復吐下之。寒格更逆吐下。若食入口即吐。乾薑黄芩黄連人參湯主之。方十。

乾薑　黄芩　黄連　人參各三兩

右四味。以水六升。煑取二升。去滓。分温再服。

下利有微熱而渴。脉弱者。今❶自愈。

下利脉數。有微熱汗出。今❶自愈。設復緊。為未解。一云設脉浮。復緊。

下利手足厥冷。無脉者。灸之不温。若脉不還。反微

【校勘】

❶今：《玉函》卷四、《千金翼方》卷十均無「今」字。

喘者。死少陰負趺陽者。為順也。

下利寸脉反浮數。尺中自濇者。必清❶膿血。

下利清穀。不可攻表。汗出必脹滿。

下利脉沈弦者。下重也。脉大者。為未止。脉微弱數者。為欲自止。雖發熱。不死。

下利脉沈而遲。其人面少赤。身有微熱。下利清穀者。必鬱冒。汗出而解。病人必微厥。所以然者。其面戴陽。下虛故也。

下利脉數而渴者。今自愈。設不差。必清❶膿血。以有熱故也。

【校勘】

❶清：通「圊」。厠所。

下利後。脉絶。手足厥冷。晬時脉還。手足温者。生。脉不還者。死。

傷寒下利。日十餘行。脉反實者。死。

下利清穀。裏寒外熱。汗出而厥者。通脉四逆湯主之。方十一。

甘草二兩炙　附子大者一枚生去皮破八片　乾薑三兩強人可四兩

右三味。以水三升。煑取一升二合。去滓。分温再服。其脉即出者。愈。

熱利下重者。白頭翁湯主之。方十二。

白頭翁二兩　黃蘗三兩　黃連三兩

秦皮三兩

右四味。以水七升。煑取二升。去滓。溫服一升。不愈更服一升。

下利腹脹滿身體疼痛者。先溫其裏。乃攻其表。溫裏宜四逆湯。攻表宜桂枝湯。十三。四逆湯用前第五方。

桂枝湯方

桂枝三兩去皮　芍藥三兩　甘草二兩炙

生薑三兩切　大棗十二枚擘

右五味。以水七升。煑取三升。去滓。溫服一升。須臾啜熱稀粥一升。以助藥力。

下利欲飲水者。以有熱故也。白頭翁湯主之。十四用前第十二方

下利譫語者。有燥屎也。宜小承氣湯。方十五。

大黃四兩酒洗　枳實三枚炙　厚朴二兩去皮炙

右三味。以水四升。煮取一升二合。去滓。分二服。初一服譫語止。若更衣者。停後服。不爾盡服之。

下利後更煩。按之心下濡者。為虛煩也。宜梔子豉湯。方十六。

肥梔子十四箇擘　香豉四合綿裹

右二味。以水四升。先煮梔子。取二升半。內豉。更

煑取一升半。去滓。分再服。一服得吐。止後服。

嘔家有癰膿者。不可治嘔。膿盡自愈。

嘔而脉弱。小便復利。身有微熱。見厥者難治。四逆湯主之。十七。用前第五方

乾嘔。吐涎沫。頭痛者。吳茱萸湯主之。方十八。

吳茱萸一升，湯洗七遍　人參三兩　大棗十二枚，擘

生薑六兩，切

右四味。以水七升。煑取二升。去滓。溫服七合。日三服。

嘔而發熱者。小柴胡湯主之。方十九。

柴胡八兩 黄芩三兩 人參三兩

甘草三兩炙 生薑三兩切 半夏半升洗

大棗十二枚擘

右七味，以水一斗二升，煮取六升，去滓，更煎取三升，溫服一升，日三服。

傷寒大吐大下之，極虛，復極汗者，其人外氣怫鬱，復與之水，以發其汗，因得噦，所以然者，胃中寒冷故也。

傷寒噦而腹滿，視其前後，知何部不利，利之即愈。

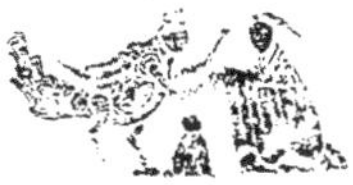

世讓堂
翻宋板

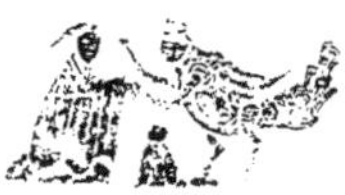

傷寒論卷第七　　仲景全書第七

漢　張仲景述　　晉　王叔和撰次
宋　林　億校正
明　趙開美校刻
沈　琳仝校

辨霍亂病脉證并治第十三〔二六五〕
辨陰陽易差後勞復病脉證并治第十四〔二七二〕
辨不可發汗病脉證并治第十五〔二七七〕
辨可發汗病脉證并治第十六〔二八四〕

辨霍亂病脉證并治第十三

合六法。方六首。

惡寒脉微而利利止者亡血也四逆加人參湯主之第一。四味前有吐利三證。〔三六八〕

霍亂頭痛發熱身疼熱多飲水者五苓散主之寒多不用水者理中丸主之第二。五苓散。五味。理中丸。四味。作加減法附〔三六八〕

吐利止身痛不休宜桂枝湯小和之第三。五味〔三七〇〕

吐利汗出發熱惡寒四肢拘急手足厥冷者四逆湯主之第四。三味〔三七二〕

吐利小便利大汗出下利清穀內寒外熱脉微欲絕四逆湯主之第五。用前第四方〔三七二〕

吐已下斷。汗出而厥。四肢不解。脈微絕。通脈四
逆加豬膽湯主之。第六。四味。下有不勝穀氣一證。（二七一）
問曰。病有霍亂者何。答曰。嘔吐而利。此名霍亂。
問曰。病發熱頭痛。身疼惡寒。吐利者。此屬何病。答
曰。此名霍亂。霍亂自吐下。又利止。復更發熱也。
傷寒其脈微濇者。本是霍亂。今是傷寒。却四五日。
至陰經上轉入陰。必利。本嘔下利者。不可治也。欲
似大便。而反失氣。仍不利者。此屬陽明也。便必鞕。
十三日愈。所以然者。經盡故也。下利後。當便鞕。鞕
則能食者愈。今反不能食。到後經中。頗能食。復過

一經能食，過之一日當愈，不愈者，不屬陽明也。

惡寒，脉微（一作緩）而復利，利止亡血也，四逆加人參湯主之。方一。

甘草二兩，炙　附子一枚，生，去皮，破八片　乾薑一兩半　人參一兩

右四味，以水三升，煑取一升二合，去滓，分溫再服。

霍亂，頭痛發熱，身疼痛，熱多欲飲水者，五苓散主之；寒多不用水者，理中丸主之。二。

五苓散方

豬苓去皮 白朮 茯苓各十八銖

桂枝半兩去皮 澤瀉一兩六銖

右五味。為散。更治之。白飲和服方寸匕。日三服。多飲煖水。汗出愈。

理中丸❶方下有作湯加減法。

人參 乾薑 甘草炙 白朮各三兩

右四味。擣篩。蜜和為丸。如雞子黃許大。以沸湯數合。和一丸。研碎。温服之。日三四。❷夜二服。腹中未熱。益至三四丸。然不及湯。湯法。以四物依兩數切。用水八升。煑取三升。去滓。温服一升。日三

【校勘】

❶丸：《玉函》卷四、《千金翼方》卷十并作「湯」。

❷四：《玉函》卷八作「三服」。

服。若臍上築者。腎氣動也。去术加桂四兩。吐多者去术。加生薑三兩。下多者還用术。悸者加茯苓二兩。渴欲得水者。加术足前成四兩半。腹中痛者。加人參。足前成四兩半。寒者加乾薑。足前成四兩半。腹滿者去术。加附子一枚。服湯後如食頃。飲熱粥一升許。微自溫。勿發揭衣被。

吐利止而身痛不休者。當消息和解其外。宜桂枝湯小和之。方三。

桂枝三兩去皮　芍藥三兩　生薑三兩

甘草二兩炙　大棗十二枚擘

右五味以水七升煑取三升去滓温服一升

吐利汗出發熱惡寒四肢拘急手足厥冷者四逆湯主之方四

甘草二兩炙　乾薑一兩半　附子一枚生去皮破八片

右三味以水三升煑取一升二合去滓分溫再服强人可大附子一枚乾薑三兩

既吐且利小便復利而大汗出下利清穀内寒外熱脉微欲絶者四逆湯主之五用前第四方

吐已下斷汗出而厥四肢拘急不解脉微欲絶者通脉四逆加猪膽湯主之方六

甘草二兩炙　乾薑三兩強人可四兩　附子大者一枚生去皮破八片

豬膽汁半合

右四味。以水三升。煑取一升二合。去滓。內豬膽汁。分溫再服。其脉即來。無豬膽。以羊膽代之。

吐利發汗。脉平小煩者。以新虛不勝穀氣故也。

辨陰陽易差後勞復病脉證并治第十四　合六法。方六首。

傷寒陰易病。身重。少腹裏急。熱上衝胸。頭重不欲舉。眼中生花。燒褌散主之。第一。一味

〔二七四〕

大病差後勞復者。枳實梔子湯主之。第二。三味。下有

宿食加大〔二七四〕黃法附。

傷寒差以後更發熱小柴胡湯主之第三。七味〔二七五〕

大病差後從腰以下有水氣者牡蠣澤瀉散主之第四。七味〔二七五〕

大病差後喜唾久不了了胷上有寒當以丸藥溫之宜理中丸第五。四味〔二七六〕

傷寒解後虛羸少氣氣逆欲吐竹葉石膏湯主之第六。七味。下有病〔二七七〕新差一證。

傷寒陰❶易之為病其人身體重少氣少腹裏急或引陰中拘攣熱上衝胷頭重不欲舉眼中生花花

【校勘】

❶陰：《玉函》卷四「陰」後有「陽」字。

作眵膝脛拘急者，燒褌散主之。方一。

婦人中褌近隱處，取燒作灰。

右一味，水服方寸匕，日三服。小便即利，陰頭微腫，此為愈矣。婦人病取男子褌燒服。

大病差後勞復者，枳實梔子湯主之。方二。

枳實三枚，炙　梔子十四箇，擘　豉一升，綿裹

右三味，以清漿水[1]七升，空煑取四升，內枳實、梔子，煑取二升，下豉，更煑五六沸，去滓。溫分再服，覆令微似汗。若有宿食者，內大黄如博碁子五六枚，服之愈。

【校勘】

[1] 清漿水：《千金翼方》卷十作「酢漿」。

傷寒差以後。更發熱。小柴胡湯主之。脉浮者。以汗解之。脉沈實（一作緊）者。以下解之。方三。

柴胡（八兩） 人參（二兩） 黄芩（二兩）

甘草（二兩炙） 生薑（二兩） 半夏（半升洗）

大棗（十二枚擘）

右七味。以水一斗二升。煑取六升。去滓。再煎取三升。温服一升。日三服。

大病差後。從腰以下有水氣者。牡蠣澤瀉散主之。方四。

牡蠣（熬） 澤瀉 蜀漆（煖水洗去腥）

葶藶子熬　商陸根熬　海藻洗去鹹

栝樓根各等分

右七味。異擣下篩為散。更於臼中治之。白飲和服方寸匕。日三服。小便利。止後服。

大病差後。喜唾。久不了了。胷❶上有寒。當以丸藥溫之。宜理中丸。方五。

人參　白朮　甘草炙　乾薑各三兩

右四味。擣篩。蜜和為丸。如雞子黃許大。以沸湯數合和一丸。研碎。溫服之。日三服。

傷寒解後。虛羸少氣。氣逆欲吐。竹葉石膏湯主之。

【校勘】

❶胸：《注解傷寒論》卷七作「胃」。

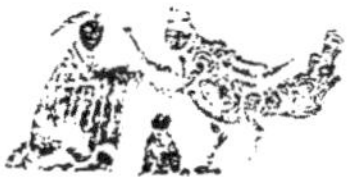

方六。

竹葉二把 石膏一斤 半夏半升洗

麥門冬一升去心 人參二兩 甘草二兩炙

粳米半升

右七味。以水一斗。煑取六升。去滓。內粳米。煑米熟湯成。去米。溫服一升。日三服。

病人❶脉已解。而日暮微煩。以病新差。人強與穀。脾胃氣尚弱。不能消穀。故令微煩。損穀則愈。

辨不可發汗病脉證并治第十五一法方本闕

汗家不可發汗。發汗必恍惚心亂。小便已。陰疼。

【校勘】

❶病人：《玉函》卷四作「傷寒」。

宜禹餘粮丸第一。方本闕前後有二十九病證。

(二八二)

夫以為疾病至急。倉卒尋按。要者難得。故重集諸可與不可方治。比之三陰三陽篇中。此易見也。又時有不止是三陽三陰。出在諸可與不可中也。

少陰病。脉細沈數。病為在裏。不可發汗。

脉浮緊者。法當身疼痛。宜以汗解之。假令尺中遲者。不可發汗。何以知然。以榮氣不足。血少故也。

少陰病。脉微。不可發汗。亡陽故也。

脉濡而弱。弱反在關。濡反在巔。微反在上。濇反在下。微則陽氣不足。濇則無血。陽氣反微。中風汗出

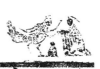

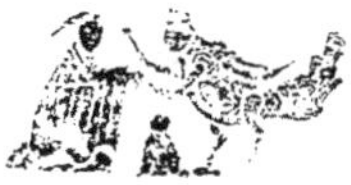

而反躁煩濇則無血厥而且寒陽微發汗躁不得眠。

動氣在右不可發汗發汗則衄而渴心苦煩飲即吐水。

動氣在左不可發汗發汗則頭眩汗不止筋惕肉瞤。

動氣在上不可發汗發汗則氣上衝正在心端。

動氣在下不可發汗發汗則無汗心中大煩骨節苦疼目運❶惡寒食則反吐穀不得前。

咽中閉塞不可發汗發汗則吐血氣微❷絕手足厥

【校勘】

❶運：通「暈」。

❷微：《注解傷寒論》卷七作「欲」。

冷。欲得踡臥。不能自温。

諸脉得數動微弱者。不可發汗。發汗則大便難。腹中乾。一云。小便難。胞中乾。胃躁❶而煩。其形相象。根本異源。

脉濡❷而弱。弱反在關。濡反在巔。弦反在上。微反在下。弦為陽運。微為陰寒。上實下虛。意欲得温。微弦為虛。不可發汗。發汗則寒慄不能自還。

欬者則劇。數吐涎沫。咽中必乾。小便不利。心中飢煩。晬時而發。其形似瘧。有寒無熱。虛而寒慄。欬而發汗。踡而苦滿。腹中復堅。

厥。脉緊。不可發汗。發汗則聲亂。咽嘶。舌萎。聲不得

【校勘】

❶躁：《注解傷寒論》卷七作「燥」。躁，通「燥」。《釋名》：「躁，燥也。」

❷濡：《注解傷寒論》卷七作「脉微」。

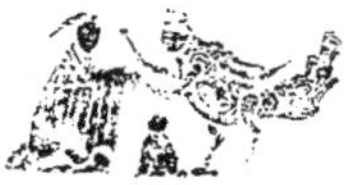

前。

諸逆發汗。病微者難差。劇者言亂。目眩者。死。（一云讝言目眩睛亂者死。）命將難全。

太陽病得之八九日。如瘧狀。發熱惡寒。熱多寒少。其人不嘔。清便續自可。一日二三度發。脉微而惡寒者。此陰陽俱虛。不可更發汗也。

太陽病。發熱惡寒。熱多寒少。脉微弱者。無陽也。不可發汗。

咽喉乾燥者。不可發汗。

亡血不可發汗。發汗則寒慄而振。

衄家不可發汗。汗出必額上陷。脉急緊。直視不能眴。不得眠。音見上

汗家不可發汗[1]。發汗必恍惚心亂。小便已。陰疼。宜禹餘粮丸。一。方本闕

淋家不可發汗。發汗必便血。

瘡家雖身疼痛。不可發汗。汗出則痓。

下利不可發汗。汗出必脹滿。

欬而小便利。若失小便者。不可發汗。汗出則四肢厥逆冷。

傷寒一二日至四五日厥者。必發熱。前厥者。後必

【校勘】

❶不可：本書《辨太陽病脉证并治中》作「重」。

熱厥深者熱亦深厥微者熱亦微厥應下之而反發汗者必口傷爛赤

傷寒脉弦細頭痛發熱者屬少陽少陽不可發汗

傷寒頭痛翕翕發熱形象中風常微汗出自嘔者下之益煩心懊憹如飢發汗則致痓身强難以伸屈熏之則發黄不得小便久則發欬唾

太陽與少陽併病頭項强痛或眩冒時如結胷心下痞鞕者不可發汗

太陽病發汗因致痓

少陰病欬而下利讝語者此被火氣劫故也小便

必難以强責少陰汗也。

少陰病但厥無汗而强發之必動其血未知從何道出或從口鼻或從目出者是名下厥上竭爲難治。

辨可發汗病脉證并治第十六 合四十一法 方一十四首

太陽病外證未解脉浮弱當以汗解宜桂枝湯第一。五味前有四法。〔二九四〕

脉浮而數者可發汗屬桂枝湯證第二。用前第一方。一法用麻黃湯。〔二九四〕

陽明病脉遲汗出多微惡寒表未解也屬桂枝

湯證第三。用前第一方。下有可汗二證。〔二九五〕

病人煩熱。汗出解。又如瘧狀。脉浮虚者。當發汗。屬桂枝湯證第四。用前第一方。〔二九五〕

病常自汗出。此榮衛不和也。發汗則愈。屬桂枝湯證第五。用前第一方。〔二九六〕

病人藏無他病。時發熱汗出。此衛氣不和也。先其時發汗則愈。屬桂枝湯證第六。用前第一方。〔二九六〕

脉浮緊。浮為風。緊為寒。風傷衛。寒傷榮。榮衛俱病。骨節煩疼。可發汗。宜麻黄湯第七。四味。〔二九六〕

太陽病不鮮。熱結膀胱。其人如狂。血自下。愈。外

未解者。屬桂枝湯證第八。用前第一方（二九七）

太陽病。下之微喘者。表未解。宜桂枝加厚朴杏子湯。第九。七味（二九七）

傷寒脉浮緊。不發汗。因衄者。屬麻黃湯證第十。用前第七方（二九八）

陽明病。脉浮無汗而喘者。發汗愈。屬麻黃湯證。第十一。用前第七方（二九八）

太陰病。脉浮者。可發汗。屬桂枝湯證第十二。用前第一方（二九八）

太陽病。脉浮緊。無汗。發熱身疼痛。八九日表證

在當發汗。屬麻黄湯證。第十三。用前第七方。〔二九八〕

脉浮者。病在表。可發汗。屬麻黄湯證。第十四。用前第七方。一法用桂枝湯。〔二九八〕

傷寒不大便六七日。頭痛有熱者。與承氣湯。其小便清者。知不在裏。續在表。屬桂枝湯證。第十五。用前第一方〔二九九〕

下利腹脹滿。身疼痛者。先温裏。乃攻表。温裏宜四逆湯。攻表宜桂枝湯。第十六。四逆湯二味。桂枝湯用前第一方〔二九九〕

下利後身疼痛。清便自調者。急當救表。宜桂枝

湯第十七。用前第一方〔三〇〇〕

太陽病。頭痛發熱。汗出。惡風寒者。屬桂枝湯證。第十八。用前第一方〔三〇〇〕

太陽中風。陽浮陰弱。熱發汗出。惡寒惡風。鼻鳴乾嘔者。屬桂枝湯證。第十九。用前第一方〔三〇〇〕

太陽病。發熱汗出。此為榮弱衛強。屬桂枝湯證。第二十。用前第一方〔三〇〇〕

太陽病。下之。氣上衝者。屬桂枝湯證第二十一。用前第一方〔三〇〇〕

太陽病。服桂枝湯。反煩者。先刺風池風府。却與

桂枝湯愈第二十二。用前第一方〔三〇一〕

燒針被寒針處核起者必發奔豚氣與桂枝加桂湯第二十三。五味〔三〇一〕

太陽病項背強几几汗出惡風者宜桂枝加葛根湯第二十四。七味。注見第二卷中。〔三〇二〕

太陽病項背強几几無汗惡風者屬葛根湯證。第二十五。用前方〔三〇三〕

太陽陽明合病自利屬葛根湯證第二十六。用前方。一云用後第二十八方。〔三〇三〕

太陽陽明合病不利但嘔者屬葛根加半夏湯。

第二十七。八味〔三〇三〕

太陽病桂枝證。反下之。利遂不止。脉促者。表未解也。喘而汗出。屬葛根黄芩黄連湯第二十八。四味〔三〇四〕

太陽病頭痛發熱。身疼。惡風無汗。屬麻黄湯證。第二十九。用前第七方〔三〇四〕

太陽陽明合病。喘而胸滿者。不可下。屬麻黄湯證第三十。用前第七方〔三〇五〕

太陽中風。脉浮緊。發熱惡寒。身疼不汗而煩躁者。大青龍湯主之。第三十一。七味。下有一病證。〔三〇五〕

陽明中風。脉弦浮。大短氣。腹滿脅下及心痛。鼻乾。不得汗。嗜臥。身黄。小便難。潮熱。外不解。過十日。脉浮者。與小柴胡湯。脉但浮無餘證者。與麻黄湯第三十二。小柴胡湯七味麻黄湯用前第七方〔三〇六〕

太陽病。十日以去。脉浮細。嗜臥者。外解也。設胷滿脅痛者。與小柴胡湯。脉但浮。與麻黄湯第三十三並用前方〔三〇七〕

傷寒。脉浮緩。身不疼。但重。乍有輕時。無少陰證。可與大青龍湯發之。第三十四。用前第三十一方〔三〇七〕

傷寒表不解。心下有水氣。乾嘔。發熱而欬。或渴。

或利或噎或小便不利或喘小青龍湯主之第三十五。八味加減法附。〔三〇八〕

傷寒心下有水氣欬而微喘發熱不渴屬小青龍湯證第三十六。用前方〔三〇九〕

傷寒五六日中風往来寒熱胷脅苦滿不欲飲食心煩喜嘔者屬小柴胡湯證第三十七。用前第三十二方〔三〇九〕

傷寒四五日身熱惡風頸項强脅下滿手足温而渴屬小柴胡湯證第三十八。用前第三十二方〔三一〇〕

傷寒六七日發熱微惡寒支節煩疼微嘔心下

支結。外證未去者。柴胡桂枝湯主之。第三十九

九味 〔三〇〕

少陰病。得之二三日。麻黄附子甘草湯微發汗。

第四十。三味 〔三一〕

脉浮。小便不利。微熱。消渴者。與五苓散。第四十

一。五味 〔三二〕

大法。春夏宜發汗。

凡發汗。欲令手足俱周。時出似漐漐然。一時間許。

益佳。不可令如水流離。若病不解。當重發汗。汗多

者必亡陽。陽虚。不得重發汗也。

凡服湯發汗。中病便止。不必盡劑也。

凡云可發汗。無湯者。丸散亦可用。要以汗出為解。然不如湯隨證良驗。

太陽病。外證未解。脉浮弱者。當以汗解。宜桂枝湯。方一。

桂枝三兩去皮　芍藥三兩　甘草二兩炙

生薑三兩切　大棗十二枚擘

右五味。以水七升。煑取三升。去滓。溫服一升。啜粥將息如初法。

脉浮而數者。可發汗。屬桂枝湯證。二。用前第一方。一法用麻黃

湯。

陽明病。脉遲。汗出多。微惡寒者。表未解也。可發汗。屬桂枝湯證三。用前第一方

夫病脉浮大。問病者言但便鞕耳。設利者。為大逆鞕為實。汗出而解。何以故。脉浮當以汗解。

傷寒其脉不弦緊而弱。弱者必渴。被火必譫語。弱者發熱脉浮。解之當汗出愈。

病人煩熱。汗出即解。又如瘧狀。日晡所發熱者。屬陽明也。脉浮虛者。當發汗。屬桂枝湯證四。用前第一方

病常自汗出者。此為榮氣和。榮氣和者。外不諧。以

衛氣不共榮氣諧和故爾。以榮行脉中。衛行脉外。復發其汗。榮衛和則愈。屬桂枝湯證五。用前第一方

病人藏無他病。時發熱自汗出而不愈者。此衛氣不和也。先其時發汗則愈。屬桂枝湯證六。用前第一方

脉浮而緊。浮則為風。緊則為寒。風則傷衛。寒則傷榮。榮衛俱病。骨節煩疼。可發其汗。宜麻黄湯方七。

麻黄三兩去節　桂枝二兩　甘草一兩炙

杏仁七十箇去皮尖

右四味。以水八升。先煑麻黄。減二升。去上沫。内諸藥。煑取二升半。去滓。温服八合。温覆取微似

汗。不須啜粥。餘如桂枝將息。

太陽病不解。熱結膀胱。其人如狂。血自下。下者愈。其外未解者。尚未可攻。當先解其外。屬桂枝湯證八。用前第一方

太陽病。下之微喘者。表未解也。宜桂枝加厚朴杏子湯。方九。

桂枝三兩去皮　芍藥三兩　生薑三兩切

甘草二兩炙　厚朴二兩炙去皮　杏仁五十箇去皮尖

大棗十二枚擘

右七味。以水七升。煮取三升。去滓。溫服一升。

傷寒脉浮緊不發汗因致衄者屬麻黄湯證十。用前第七方

陽明病脉浮無汗而喘者發汗則愈屬麻黄湯證十一。用前第七方

太陰病脉浮者可發汗屬桂枝湯證十二。用前第一方

太陽病脉浮緊無汗發熱身疼痛八九日不解表證仍在當復發汗服湯已微除其人發煩目瞑劇者必衄衄乃解所以然者陽氣重故也屬麻黄湯證十三。用前第七方

脉浮者病在表可發汗屬麻黄湯證十四。用前第七方。一

法用桂枝湯。

傷寒不大便六七日。頭痛有熱者。與承氣湯。其小便清者。一云大便青。知不在裏。續在表也。當須發汗。若頭痛者。必衄。屬桂枝湯證。十五。用前第一方

下利腹脹滿。身體疼痛者。先溫其裏。乃攻其表。溫裏宜四逆湯。攻表宜桂枝湯。十六。用前第一方

四逆湯方

甘草二兩炙　乾薑一兩半　附子一枚生去皮破八片

右三味。以水三升。煮取一升二合。去滓。分溫再服。強人可大附子一枚。乾薑三兩。

下利後身疼痛清便自調者急當救表宜桂枝湯發汗十七。用前第一方

太陽病頭痛發熱汗出惡風寒者屬桂枝湯證十八。用前第一方

太陽中風陽浮而陰弱陽浮者熱自發陰弱者汗自出嗇嗇惡寒淅淅惡風翕翕發熱鼻鳴乾嘔者屬桂枝湯證十九。用前第一方

太陽病發熱汗出者此為榮弱衛強故使汗出欲救邪風屬桂枝湯證二十。用前第一方

太陽病下之後其氣上衝者屬桂枝湯證二十一。

用前第一方

太陽病，初服桂枝湯，反煩不解者，先刺風池、風府，却與桂枝湯則愈。二十二。用前第一方

燒針令其汗，針處被寒，核起而赤者，必發奔豚。氣從少腹上撞心者，灸其核上各一壯，與桂枝加桂湯。❶方二十三。

桂枝五兩，去皮　甘草二兩，炙　大棗十二枚，擘

芍藥三兩　生薑三兩，切

右五味，以水七升，煑取三升，去滓，温服一升。本云桂枝湯，今加桂滿五兩。所以加桂者，以能洩

【校勘】

❶湯：本書《辨太陽病脉证并治中》「湯」下有「更加桂二兩也」。

奔豚氣也。

太陽病。項背强几几。反汗出惡風者。宜桂枝加葛根湯。方二十四。

葛根四兩　麻黃三兩去節　甘草二兩炙

芍藥三兩　桂枝二兩　生薑三兩

大棗十二枚擘

右七味。以水一斗。煑麻黃葛根。減二升。去上沫。內諸藥。煑取三升。去滓。温服一升。覆取微似汗。不須啜粥助藥力。餘將息依桂枝法。注見第二卷中

太陽病。項背强几几。無汗。惡風者。屬葛根湯。證二

十五。用前第二十四方

太陽與陽明合病。必自下利。不嘔者。屬葛根湯。證二十六。用前方。一云用後第二十八方

太陽與陽明合病。不下利。但嘔者❶。宜葛根加半夏湯。方二十七。

葛根四兩　半夏半升洗　大棗十二枚擘

桂枝二兩去皮　芍藥二兩　甘草二兩炙

麻黃三兩去節　生薑三兩

右八味。以水一斗。先煮葛根麻黃。減二升。去上沫。內諸藥。煮取三升。去滓。溫服一升。覆取微似

【校勘】

❶但嘔者：本書《辨太陽病脈證并治下》無「但嘔者」三字。

汗。

太陽病。桂枝證。醫反下之。利遂不止。脉促者。表未解也。喘而汗出者。宜葛根黄芩黄連湯。方二十八。促作縱

葛根八兩　黄連三兩　黄芩三兩

甘草二兩炙

右四味。以水八升。先煮葛根。減二升。内諸藥。煮取二升。去滓。分温再服。

太陽病。頭痛發熱。身疼腰痛。骨節疼痛。惡風無汗而喘者。屬麻黄湯證。二十九。用前第七方

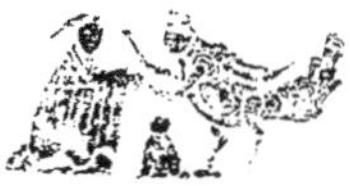

太陽與陽明合病。喘而胷滿者。不可下。屬麻黃湯證三十。用前第七方。

太陽中風。脉浮緊。發熱惡寒。身疼痛。不汗出而煩躁者。大青龍湯主之。若脉微弱。汗出惡風者。不可服之。服之則厥逆。筋惕肉瞤。此為逆也。大青龍湯。方三十一。

麻黃六兩去節　桂枝二兩去皮　杏仁四十枚去皮尖

甘草二兩炙　石膏如雞子大碎　生薑三兩切

大棗十二枚擘

右七味。以水九升。先煮麻黃。減二升。去上沫。內

諸藥煑取三升。溫服一升。覆取微似汗。汗出多者。溫粉粉之。一服汗者。勿更服。若復服。汗出多者。亡陽遂（一作逆）虛。惡風煩躁。不得眠也。

陽明中風。脉弦浮大而短氣。腹都滿。脅下及心痛。久按之。氣不通。鼻乾不得汗。嗜臥。一身及目悉黃。小便難。有潮熱。時時噦。耳前後腫。刺之小差。外不觧。過十日。脉續浮者。與小柴胡湯。脉但浮。無餘證者。與麻黃湯。（用前第七方）不溺。腹滿。加噦者不治。三十二。

小柴胡湯方

柴胡八兩　黃芩三兩　人參三兩

甘草三兩炙　生薑三兩切　半夏半升洗

大棗十二枚擘

右七味。以水一斗二升。煮取六升。去滓。再煎取三升。溫服一升。日三服。

太陽病。十日以去。脉浮而細。嗜臥者。外已解也。設胷滿脅痛者。與小柴胡湯。脉但浮者。與麻黃湯。三十三。並用前方。

傷寒脉浮緩。身不疼。但重。乍有輕時。無少陰證者。可與大青龍湯發之。三十四。用前第三十一方。

傷寒表不解。心下有水氣。乾嘔發熱而欬。或渴。或利。或噎。或小便不利。少腹滿。或喘者。宜小青龍湯。方三十五。

麻黃二兩去節　芍藥二兩　桂枝二兩去皮

甘草二兩炙　細辛二兩　五味子半升

半夏半升洗　乾薑三兩

右八味。以水一斗。先煑麻黃減二升。去上沫。內諸藥。煑取三升。去滓。温服一升。若渴。去半夏。加栝樓根三兩。若微利。去麻黃。加蕘花如一雞子。熬令赤色。若噎。去麻黃。加附子一枚。炮。若小便

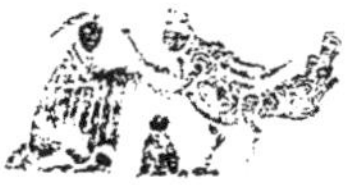

不利。少腹滿。去麻黃。加茯苓四兩。若喘。去麻黃。加杏仁半升。去皮尖。且蕘花不治利。麻黃主喘。今此語反之。疑非仲景意。（注見第三卷中）

傷寒心下有水氣。欬而微喘。發熱不渴。服湯已渴者。此寒去欲解也。屬小青龍湯證。三十六。（用前方）

中風往來寒熱。傷寒五六日以後。胷脅苦滿。嘿嘿不欲飲食。煩心。喜嘔。或胷中煩而不嘔。或渴。或腹中痛。或脅下痞鞕。或心下悸。小便不利。或不渴。身有微熱。或欬者。屬小柴胡湯證。三十七。（用前第三十二方）

傷寒四五日。身熱惡風。頸項強。脅下滿。手足溫而

渴者屬小柴胡湯證三十八。用前第三十二方

傷寒六七日發熱微惡寒支節煩疼微嘔心下支結外證未去者柴胡桂枝湯主之方三十九。

柴胡四兩　黃芩一兩半　人參一兩半

桂枝一兩半去皮　生薑一兩半切　半夏二合半洗

芍藥一兩半　大棗六枚擘　甘草一兩炙

右九味以水六升煮取三升去滓溫服一升日三服本云人參湯作如桂枝法加半夏柴胡黃芩如柴胡法今著人參作半劑。

少陰病得之二三日麻黃附子甘草湯微發汗以

二三日無證故微發汗也四十

麻黃二兩去根節 甘草二兩炙 附子一枚炮去皮破八片

右三味以水七升先煑麻黃一二沸去上沫內諸藥煑取二升半去滓溫服八合日三服

脉浮小便不利微熱消渴者與五苓散利小便發汗①四十一

猪苓十八銖去皮 茯苓十八銖 白朮十八銖 澤瀉一兩六銖 桂枝半兩去皮

右五味擣為散以白飲和服方寸匕日三服多飲煖水汗出愈

【校勘】

①利小便發汗：本書《辨太陽病脉证并治中》無此五字。

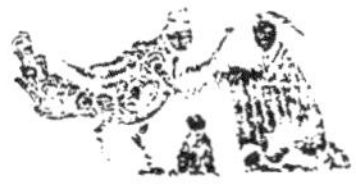

傷寒論卷第七

世讓堂翻宋板

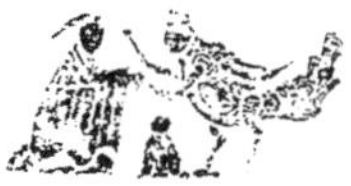

傷寒論卷第八　仲景全書第八

漢　張仲景述　晉　王叔和撰次

宋　林　億校正

明　趙開美校刻

沈　琳仝校

辨發汗後病脉證并治第十七〔三一三〕

辨不可吐第十八〔三三七〕　辨可吐第十九〔三三九〕

辨發汗後病脉證并治第十七　合二十五法，方二十四首。

太陽病，發汗，遂漏不止，惡風，小便難，四肢急，難以屈伸者，屬桂枝加附子湯。第一。六味。前有八病證。〔三二一〕

太陽病，服桂枝湯，煩不鮮，先刺風池風府，却與桂枝湯第二。五味〔三二二〕

服桂枝湯，汗出，脉洪大者，與桂枝湯，若形似瘧，一日再發者，屬桂枝二麻黄一湯第三。七味〔三二三〕

服桂枝湯，汗出後，煩渴不鮮，脉洪大者，屬白虎加人參湯第四。五味〔三二三〕

傷寒脉浮，自汗出，小便數，心煩，惡寒，脚攣急，與桂枝攻表，得之便厥，咽乾，煩躁，吐逆，作甘草乾薑湯，厥愈，更作芍藥甘草湯，其脚即伸，若胃氣不和，與調胃承氣湯，若重發汗，加燒針者，與四

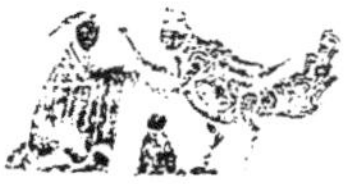

逆湯第五甘草乾薑湯芍藥甘草湯並二味調胃承氣湯四逆湯並三味〔三二四〕
太陽病脉浮緊無汗發熱身疼八九日不解服
湯已發煩必衄宜麻黄湯第六四味〔三二六〕
傷寒發汗已解半日復煩脉浮數者屬桂枝湯
證第七用前第二方〔三二七〕
發汗後身疼脉沈遲者屬桂枝加芍藥生薑各
一兩人參三兩新加湯第八六味〔三二七〕
發汗後不可行桂枝湯汗出而喘無大熱者可
與麻黄杏子甘草石膏湯第九四味〔三二八〕
發汗過多其人叉手自冒心心下悸欲得按者

屬桂枝甘草湯。第十。二味〔三二九〕

發汗後。臍下悸。欲作奔豚。屬茯苓桂枝甘草大棗湯。第十一。四味。甘爛水法附〔三二九〕

發汗後。腹脹滿者。屬厚朴生薑半夏甘草人參湯。第十二。五味〔三三〇〕

發汗。病不解。反惡寒者。虛也。屬芍藥甘草附子湯。第十三。三味〔三三〇〕

發汗後。不惡寒。但熱者。實也。當和胃氣。屬調胃承氣湯證。第十四。用前第五方〔三三一〕

太陽病。發汗後。大汗出。胃中乾。煩躁不得眠。若

脉浮。小便不利渴者。屬五苓散第十五。五味〔三一〕

發汗已。脉浮數煩渴者。屬五苓散證第十六。用前第十五方〔三二〕

傷寒汗出而渴者。宜五苓散。不渴者。屬茯苓甘草湯第十七。四味〔三三〕

太陽病發汗。不解。發熱。心悸。頭眩。身瞤動。欲擗一作僻地者。屬真武湯第十八。五味〔三四〕

傷寒汗出解之後。胃中不和。心下痞。乾噫。腹中雷鳴下利者。屬生薑瀉心湯第十九。八味〔三五〕

傷寒汗出不解。心中痞。嘔吐。下利者。屬大柴胡

湯第二十。八味〔三三四〕

陽明病。自汗。若發其汗。小便自利。雖鞕不可攻。須自欲大便。宜蜜煎。若土瓜根。豬膽汁為導。第二十一。蜜煎一味。豬膽方二味。〔三三五〕

太陽病。三日發汗不解。蒸蒸發熱者。屬調胃承氣湯證第二十二。用前第五方〔三三六〕

大汗出。熱不去。内拘急。四肢疼。又下利厥逆惡寒者。屬四逆湯證第二十三。用前第五方〔三三六〕

發汗後不解。腹滿痛者。急下之。宜大承氣湯第二十四。四味〔三三六〕

發汗多。亡陽讝語者。不可下。與柴胡桂枝湯。和其榮衛。後自愈。第二十五。九味〔三三七〕

二陽併病。太陽初得病時。發其汗。汗先出不徹。因轉屬陽明。續自微汗出。不惡寒。若太陽病證不罷者。不可下。下之為逆。如此可小發汗。設面色緣緣正赤者。陽氣怫鬱在表。當解之。熏之。若發汗不徹。不足言。陽氣怫鬱不得越。當汗不汗。其人煩躁。不知痛處。乍在腹中。乍在四肢。按之不可得。其人短氣。但坐。以汗出不徹故也。更發汗則愈。何以知汗出不徹。以脈濇故知也。

未持脉時。病人叉手自冒心。師因教試令欬而不即欬者。此必兩耳聾無聞也。所以然者。以重發汗虛故如此。

發汗後。飲水多必喘。以水灌之亦喘。

發汗後。水藥不得入口。為逆。若更發汗。必吐下不止。

陽明病。本自汗出。醫更重發汗。病已差。尚微煩不了了者。必大便鞕故也。以亡津液。胃中乾燥。故令大便鞕。當問小便日幾行。若本小便日三四行。今日再行。故知大便不久出。今為小便數少。以津液

當還入胃中。故知不久必大便也。

發汗多。若重發汗者。亡其陽。讝語。脉短者死。脉自和者不死。

傷寒發汗已。身目為黃。所以然者。以寒濕（一作温）在裏不解故也。以為不可下也。於寒濕中求之。

病人有寒。復發汗。胃中冷。必吐蚘。

太陽病發汗。遂漏不止。其人惡風。小便難。四肢微急。難以屈伸者。屬桂枝加附子湯方一。

桂枝三兩，去皮　芍藥三兩　甘草二兩，炙

生薑三兩，切　大棗十二枚，擘　附子一枚，炮

右六味。以水七升。煑取三升。去滓。溫服一升。本云桂枝湯。今加附子。

太陽病。初服桂枝湯。反煩不解者。先刺風池風府。却與桂枝湯。則愈。方二。

桂枝三兩去皮　芍藥三兩　生薑三兩切

甘草二兩炙　大棗十二枚擘

右五味。以水七升。煑取三升。去滓。溫服一升。須臾啜熱稀粥一升。以助藥力。

服桂枝湯。大汗出。脉洪大者。與桂枝湯。如前法。若形似瘧。一日再發者。汗出必解。屬桂枝二麻黃一

湯。方三。

桂枝一兩十七銖　芍藥一兩六銖　麻黃一十六銖去節

生薑一兩六銖　杏仁十六箇去皮尖　甘草一兩二銖炙

大棗五枚擘

右七味。以水五升。先煑麻黃一二沸。去上沫。內諸藥。煑取二升。去滓。溫服一升。日再服。本云桂枝湯二分。麻黃湯一分。合為二升。分再服。今合為一方。

服桂枝湯。大汗出後。大煩渴不解。脉洪大者。屬白虎加人參湯。方四。

知母六兩　石膏一斤碎綿裹　甘草二兩炙

粳米六合　人參二兩

右五味。以水一斗。煮米熟湯成。去滓。溫服一升。日三服。

傷寒脉浮自汗出。小便數。心煩。微惡寒。脚攣急。反與桂枝。欲攻其表。此誤也。得之便厥。咽中乾。煩躁吐逆者。作甘草乾薑湯與之。以復其陽。若厥愈足溫者。更作芍藥甘草湯與之。其脚即伸。若胃氣不和。讝語者。少與調胃承氣湯。若重發汗。復加燒針者。與四逆湯。五。

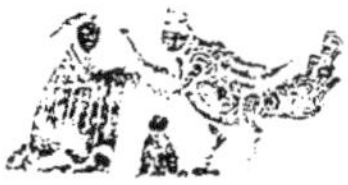

甘草乾薑湯方

甘草四兩炙　乾薑二兩

右二味。以水三升。煮取一升五合。去滓。分溫再服。

芍藥甘草湯方

白芍藥四兩　甘草四兩炙

右二味。以水三升。煮取一升五合。去滓。分溫再服。

調胃承氣湯方

大黃四兩去皮清酒洗　甘草二兩炙　芒消半升

右三味。以水三升。煑取一升。去滓。内芒消。更上微火煑。令沸。少少温服之。

四逆湯方

甘草二兩炙　乾薑一兩半　附子一枚生用去皮破八片

右三味。以水三升。煑取一升二合。去滓。分温再服。强人可大附子一枚。乾薑三兩。

太陽病。脉浮緊。無汗。發熱。身疼痛。八九日不解。表證仍在。此當復發汗。服湯已。微除。其人發煩。目瞑。劇者。必衄。衄乃解。所以然者。陽氣重故也。宜麻黄湯。方六。

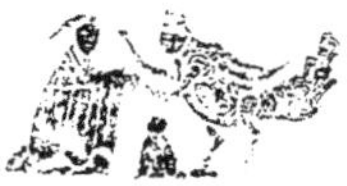

麻黃三兩去節　桂枝二兩去皮　甘草一兩炙

杏仁七十箇去皮尖

右四味。以水九升。先煑麻黃減二升。去上沫。內諸藥煑取二升半。去滓溫服八合。覆取微似汗。不須啜粥。

傷寒發汗已解半日許。復煩。脉浮數者。可更發汗。屬桂枝湯證七。用前第二方

發汗後。身疼痛。脉沈遲者。屬桂枝加芍藥生薑各一兩。人參三兩。新加湯方八。

桂枝三兩去皮　芍藥四兩　生薑四兩

甘草二兩（炙）　人參三兩　大棗十二枚（擘）

右六味。以水一斗二升。煑取三升。去滓。温服一升。本云桂枝湯。今加芍藥生薑人參。

發汗後。不可更行桂枝湯。汗出而喘。無大熱者。可與麻黃杏子甘草石膏湯。方九。

麻黃四兩（去節）　杏仁五十箇（去皮尖）　甘草二兩（炙）

石膏半斤（碎）

右四味。以水七升。先煑麻黃。減二升。去上沫。内諸藥。煑取二升。去滓。温服一升。本云黃耳杯。

發汗過多。其人叉手自冒心。心下悸。欲得按者。屬

桂枝甘草湯。方十。

桂枝二兩去皮　甘草二兩炙

右二味。以水三升。煮取一升。去滓。頓服。

發汗後。其人臍下悸者。欲作奔豚。屬茯苓桂枝甘草大棗湯。方十一。

茯苓半斤　桂枝四兩去皮　甘草一兩炙

大棗十五枚擘

右四味。以甘爛水一斗。先煮茯苓。減二升。內諸藥。煮取三升。去滓。溫服一升。日三服。

作甘爛水法。取水二斗。置大盆內。以杓揚之。水

上有珠子五六千顆相逐取用之。

發汗後腹脹滿者。屬厚朴生薑半夏甘草人參湯。方十二。

厚朴半斤炙　生薑半斤　半夏半升洗

甘草二兩炙　人參一兩

右五味。以水一斗。煮取三升。去滓。温服一升。日三服。

發汗病不解。反惡寒者。虛故也。屬芍藥甘草附子湯。方十三。

芍藥三兩　甘草三兩　附子一枚炮去皮破六片

右三味。以水三升。煮取一升二合。去滓。分溫三服。疑非仲景方。

發汗後。惡寒者。虛故也。不惡寒。但熱者。實也。當和胃氣。屬調胃承氣湯證。十四。用前第五方。一法用小承氣湯。

太陽病。發汗後。大汗出。胃中乾❶。煩躁不得眠。欲得飲水者。少少與飲之。令胃氣和則愈。若脉浮。小便不利。微熱消渴者。屬五苓散方。十五。

猪苓十八銖，去皮　澤瀉一兩六銖　白朮十八銖

茯苓十八銖　桂枝半兩，去皮

右五味。擣為散。以白飲和服方寸匕。日三服。多

【校勘】

❶乾：《脉經》卷七作「燥」。義勝。

飲煖水。汗出愈。

發汗已。脉浮數煩渴者。屬五苓散證十六。用前第十五方。

傷寒汗出而渴者。宜五苓散。不渴者。屬茯苓甘草湯。方十七。

茯苓二兩 桂枝二兩 甘草一兩炙 生薑一兩

右四味。以水四升。煑取二升。去滓。分温三服。

太陽病發汗。汗出不解。其人仍發熱。心下悸。頭眩身瞤動。振振欲擗一作僻地者。屬真武湯。方十八

茯苓三兩 芍藥三兩 生薑三兩切

附子一枚炮去皮破八片 白朮二兩

右五味。以水八升。煮取三升。去滓。温服七合。日三服。

傷寒汗出解之後。胃中不和。心下痞鞕。乾噫食臭。脅下有水氣。腹中雷鳴。下利者。屬生薑瀉心湯。方十九。

生薑四兩 甘草三兩炙 人參三兩

乾薑一兩 黄芩三兩 半夏半升洗

黄連一兩 大棗十二枚擘

右八味。以水一斗。煮取六升。去滓。再煎取三升。温服一升。日三服。生薑瀉心湯。本云理中人參

黄芩湯。去桂枝朮加黄連并瀉肝法。

傷寒發熱。汗出不解。心中痞鞕。嘔吐而下利者。屬大柴胡湯。方二十。

柴胡半斤　枳實四枚炙　生薑五兩

黄芩三兩　芍藥三兩　半夏半升洗

大棗十二枚擘

右七味。以水一斗二升。煑取六升。去滓再煎取三升。温服一升。日三服。一方加大黄二兩。若不加。恐不名大柴胡湯。

陽明病。自汗出。若發汗。小便自利者。此為津液内

竭雖鞕不可攻之須自欲大便宜蜜煎導而通之若土瓜根及大豬膽汁皆可為導二十一

蜜煎方

食蜜七合

右一味於銅器內微火煎當須凝如飴狀攪之勿令焦著欲可丸併手捻作挺令頭銳大如指許長二寸當熱時急作冷則鞕以內穀道中以手急抱欲大便時乃去之疑非仲景意已試甚良

又大豬膽一枚瀉汁和少許法醋以灌穀道內

如一食頃當大便出宿食惡物甚效。

太陽病三日發汗不解蒸蒸發熱者屬胃也屬調胃承氣湯證二十二用前第五方

大汗出熱不去內拘急四肢疼又下利厥逆而惡寒者屬四逆湯證二十三用前第五方

發汗後不解腹滿痛者急下之宜大承氣湯方二十四

大黃四兩酒洗　厚朴半斤炙　枳實五枚炙

芒消三合

右四味以水一斗先煑二物取五升內大黃更

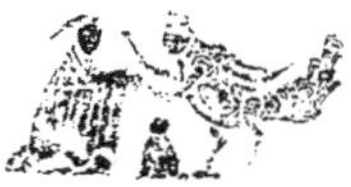

煮取二升。去滓。內芒消。更一二沸。分再服。得利者。止後服。

發汗多。亡陽讝語者。不可下。與柴胡桂枝湯和其榮衛。以通津液。後自愈。方二十五。

柴胡四兩　桂枝一兩半去皮　黃芩一兩半

芍藥一兩半　生薑一兩半　大棗六箇擘

人參一兩半　半夏二合半洗　甘草一兩炙

右九味。以水六升。煮取三升。去滓。溫服一升。日三服。

辨不可吐第十八 合四證

太陽病，當惡寒發熱，今自汗出，反不惡寒發熱，關上脉細數者，以醫吐之過也。若得病一二日吐之者，腹中飢，口不能食；三四日吐之者，不喜糜粥，欲食冷食，朝食暮吐，以醫吐之所致也，此為小逆。

太陽病吐之，但太陽病當惡寒，今反不惡寒，不欲近衣者，此為吐之內煩也。

少陰病，飲食入口則吐，心中温温欲吐，復不能吐，始得之，手足寒，脉弦遲者，此胷中實，不可下也❶。若膈上有寒飲，乾嘔者，不可吐也，當温之❷。

諸四逆厥者，不可吐❸之，虚家亦然。

【校勘】

❶ 也：本書《辨少陰病脉證并治》「也」下有「當吐之」三字。義勝。

❷ 之：本書《辨少陰病脉證并治》「之」下有「宜四逆湯」。

❸ 吐：本書《辨厥陰病脉證并治》作「下」。

辨可吐第十九 合二法 五證

大法，春宜吐。

凡用吐湯，中病便止，不必盡劑也。

病如桂枝證，頭不痛，項不強，寸脉微浮，胷中痞鞕，氣上撞咽喉不得息者，此爲有寒，當吐之❶。一云此以內有久痰，宜吐之。

病胷上諸實，一作寒。胷中鬱鬱而痛，不能食，欲使人按之，而反有涎唾，下利日十餘行，其脉反遲，寸口脉微滑，此可吐之，吐之，利則止。

少陰病，飲食入口則吐，心中溫溫欲吐，復不能吐

【校勘】

❶ 之：本書《辨太陽病脉證并治》「之」下有「宜瓜蒂散」四字。

者。宜吐之。

宿食在上管者。當吐之。

病手足逆冷。脉乍結。以客氣在胷中。心下滿而煩。欲食不能食者。病在胷中。當吐之。

傷寒論卷第八

世讓堂
翻宋板

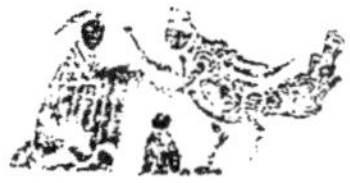

傷寒論卷第九　仲景全書第九

漢　張仲景述　晉　王叔和撰次
宋　林　億校正
明　趙開美校刻
沈　琳仝校

辨不可下病脉證并治第二十〔三四一〕
辨可下病脉證并治第二十一〔三五八〕

辨不可下病脉證并治第二十 合四法方六首

陽明病。潮熱。大便微鞕。與大承氣湯。若不大便六七日。恐有燥屎。與小承氣湯和之。第一。大承氣四

味小承氣三味前有四十病證〔三五四〕

傷寒中風反下之心下痞醫復下之痞益甚屬甘草瀉心湯第二六味〔三五六〕

下利脉大者虚也以强下之也設脉浮革腸鳴者屬當歸四逆湯第三七味下有陽明病二證〔三五六〕

陽明病汗自出若發汗小便利津液内竭雖鞕不可攻須自大便宜蜜煎若土瓜根猪膽汁導之第四蜜煎一味猪膽汁二味〔三五六〕

脉濡而弱弱反在關濡反在巔微反在上濇反在下微則陽氣不足濇則無血陽氣反微中風汗出

而反躁煩。濇則無血。厥而且寒。陽微則不可下。下之則心下痞鞕。

動氣在右。不可下。下之則津液內竭。咽燥鼻乾。頭眩心悸也。

動氣在左。不可下。下之則腹內拘急。食不下。動氣更劇。雖有身熱。臥則欲蜷。

動氣在上。不可下。下之則掌握熱煩。身上浮冷。熱汗自泄。欲得水自灌。

動氣在下。不可下。下之則腹脹滿。卒起頭眩。食則下清穀。心下痞也。

咽中閉塞。不可下。下之。則上輕下重。水漿不下。臥則欲踡。身急痛。下利日數十行。

諸外實者。不可下。下之。則發微熱。亡脉厥者。當齊❶握熱。

諸虛者。不可下。下之。則大渴。求水者易愈。惡水者劇。

脉濡而弱。弱反在關。濡反在巔。弦反在上。微反在下。弦為陽運。微為陰寒。上實下虛。意欲得溫。微弦為虛。虛者不可下也。微則為欬。欬則吐涎。下之則欬止而利因不休。利不休。則胸中如蟲齧。粥入則

【校勘】

❶齊：通「臍」。

出。小便不利。兩脅拘急。喘息為難。頸背相引。臂則不仁。極寒反汗出。身冷若冰。眼睛不慧。語言不休。而穀氣多入。此為除中。亦云消中。口雖欲言。舌不得前。

脉濡而弱。弱反在關。濡反在巔。浮反在上。數反在下。浮為陽虛。數為無血。浮為虛。數生熱。浮為虛。自汗出而惡寒。數為痛。振而寒慄。微弱在關。胷下為急。喘汗而不得呼吸。呼吸之中。痛在於脅。振寒相搏。形如瘧狀。醫反下之。故令脉數發熱。狂走見鬼。心下為痞。小便淋漓。少腹甚鞕。小便則尿血也。

脉濡而緊。濡則衛氣微。緊則榮中寒。陽微衛中風。

發熱而惡寒。榮緊胃氣冷。微嘔心內煩。醫謂有大熱。解肌而發汗。亡陽虛煩躁。心下苦痞堅。表裏俱虛竭。卒起而頭眩。客熱在皮膚。悵怏不得眠。不知胃氣冷。緊寒在關元。技巧無所施。汲水灌其身。客熱應時罷。慄慄而振寒。重被而覆之。汗出而冒巔。體惕而又振。小便為微難。寒氣因水發。清穀不容間。嘔變反腸出。顛倒不得安。手足為微逆。身冷而內煩。遲欲從後救。安可復追還。

脉浮而大。浮為氣實。大為血虛。血虛為無陰。孤陽獨下陰部者。小便當赤而難。胞中當虛。今反小便

利而大汗出。法應衛家當微。今反更實。津液四射。榮竭血盡。乾煩而不眠。血薄肉消。而成暴（一云黑）液。醫復以毒藥攻其胃。此為重虛。客陽去有期。必下如汙泥而死。

脉浮而緊。浮則為風。緊則為寒。風則傷衛。寒則傷榮。榮衛俱病。骨節煩疼。當發其汗。而不可下也。

趺陽脉遲而緩。胃氣如經也。趺陽脉浮而數。浮則傷胃。數則動脾。此非本病。醫特下之所為也。榮衛內陷。其數先微。脉反但浮。其人必大便鞕。氣噫而除。何以言之。本以數脉動脾。其數先微。故知脾氣

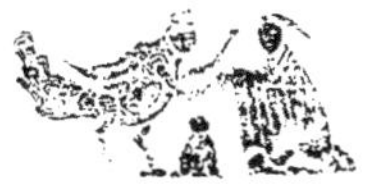

不治。大便鞕，氣噫而除。今脉反浮，其數改微，邪氣獨留，心中則飢，邪熱不殺穀，潮熱發渴。數脉當遲緩，脉因前後度數如法，病者則飢。數脉不時，則生惡瘡也。

脉數者，久數不止，止則邪結，正氣不能復，正氣却結於藏，故邪氣浮之，與皮毛相得。脉數者不可下，下之必煩，利不止。

少陰病，脉微，不可發汗，亡陽故也。陽已虛，尺中弱濇者，復不可下之。

脉浮大，應發汗，醫反下之，此為大逆也。

脉浮而大。心下反鞕。有熱。屬藏者。攻之不令發汗。屬府者。不令溲數。溲數。則大便鞕。汗多則熱愈。汗少則便難。脉遲尚未可攻。

二陽併病。太陽初得病時。而發其汗。汗先出不徹。因轉屬陽明。續自微汗出不惡寒。若太陽證不罷者。不可下。下之為逆。

結胷證。脉浮大者。不可下。下之即死。

太陽與陽明合病。喘而胷滿者。不可下。❶

太陽與少陽合病者。心下鞕。頸項強而眩者。不可下。

【校勘】

❶下：本書《辨太陽病脉證并治中》「下」後有「宜麻黄湯」四字。

諸四逆厥者。不可下之。虛家亦然。

病欲吐者。不可下。

太陽病有外證。未解。不可下。下之為逆。

病發於陽而反下之。熱入因作結胷。病發於陰而反下之。因作痞。

病脉浮而緊。而復下之。緊反入裏。則作痞。

夫病陽多者熱。下之則鞕。

本虛。攻其熱。必噦。

無陽陰强。大便鞕者。下之必清穀腹滿。

太陰之為病。腹滿而吐。食不下。自利益甚。時腹自

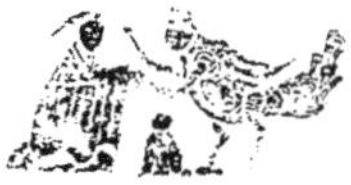

痛。下之必胷下結鞕。

厥陰之為病。消渴。氣上撞心。心中疼熱。飢而不欲食。食則吐蚘。下之利不止。

少陰病。飲食入口則吐。心中温温欲吐。復不能吐始得之。手足寒。脉弦遲者。此胷中實。不可下也。

傷寒五六日。不結胷。腹濡。脉虚。復厥者。不可下。此亡血。下之死。

傷寒發熱。頭痛。微汗出。發汗則不識人。熏之則喘。不得小便。心腹滿。下之則短氣。小便難。頭痛。背强加温針則衄。

傷寒脉陰陽俱緊惡寒發熱則脉欲厥厥者脉初来大漸漸小更来漸大是其候也如此者惡寒甚者翕翕汗出喉中痛若熱多者目赤脉多睛不慧醫復發之咽中則傷若復下之則兩目閉寒多便清穀熱多便膿血若熏之則身發黃若熨之則咽燥若小便利者可救之若小便難者為危殆

傷寒發熱口中勃勃氣出頭痛目黃衂不可制貪水者必嘔惡水者厥若下之咽中生瘡假令手足温者必下重便膿血頭痛目黃者若下之則目閉貪水者若下之其脉必厥其聲嚶咽喉塞若發汗

則戰慄陰陽俱虛惡水者若下之則裏冷不嗜食大便完穀出若發汗則口中傷舌上白胎煩躁脉數實不大便六七日後必便血若發汗則小便自利也

得病二三日脉弱無太陽柴胡證煩躁心下痞至四日雖能食以❶承氣湯少少與微和之令小安至六日與承氣湯一升若不大便六七日小便少雖不大便但頭鞕後必溏未定成鞕攻之必溏須小便利屎定鞕乃可攻之❷

藏結無陽證不往来寒熱其人反靜舌上胎滑者

【校勘】

❶以：本書《辨陽明病脉證并治》「以」下有「小」。

❷之：本書《辨陽明病脉證并治》「之」下有「宜大承氣湯」。

不可攻也。
傷寒嘔多。雖有陽明證。不可攻之。
陽明病。潮熱。大便微鞕者。可與大承氣湯。不鞕者。不可與之。若不大便六七日。恐有燥屎。欲知之法。少與小承氣湯。湯入腹中。轉失氣者。此有燥屎也。乃可攻之。若不轉失氣者。此但初頭鞕。後必溏。不可攻之。攻之必脹滿。不能食也。欲飲水者。與水則噦。其後發熱者。大便必復鞕而少也。宜小承氣湯和之。不轉失氣者。慎不可攻也。大承氣湯。方一。

大黃四兩 厚朴八兩，炙 枳實五枚，炙 芒消三合

右四味。以水一斗。先煑二味。取五升。下大黄煑取二升。去滓。下芒消。再煑一二沸。分二服。利則止後服。

小承氣湯方

大黄四兩酒洗　厚朴二兩炙去皮　枳實三枚炙

右三味。以水四升。煑取一升二合。去滓。分温再服。

傷寒中風。醫反下之。其人下利日數十行。穀不化。腹中雷鳴。心下痞鞕而滿。乾嘔。心煩不得安。醫見心下痞。謂病不盡。復下之。其痞益甚。此非結熱。但

以胃中虛，客氣上逆，故使鞕也。屬甘草瀉心湯方二。

甘草四兩，炙　黄芩三兩　乾薑三兩

大棗十二枚，擘　半夏半升，洗　黄連一兩

右六味，以水一斗，煮取六升，去滓，再煎取三升，温服一升，日三服。有人參，見第四卷中。

下利脉大者，虛也，以强下之故也。設脉浮革，因爾腸鳴者，屬當歸四逆湯方三。

當歸三兩　桂枝三兩，去皮　細辛三兩

甘草二兩，炙　通草二兩　芍藥三兩

大棗二十五枚擘

右七味。以水八升。煮取三升。去滓。温服一升半。日三服。

陽明病。身[1]合色赤。不可攻之。必發熱色黄者。小便不利也。

陽明病。心下鞕滿者。不可攻之。攻之利遂不止者死。利止者愈。

陽明病。自汗出。若發汗。小便自利者。此為津液内竭。雖鞕不可攻之。須自欲大便。宜蜜煎導而通之。若土瓜根及猪膽汁。皆可為導。方四。

【校勘】

[1] 身：本書《辨陽明病脉證并治》作「面」。

食蜜七合

右一味於銅器內微火煎當須凝如飴狀攪之。勿令焦著欲可丸併手捻作挺令頭銳大如指。長二寸許當熱時急作冷則鞕以內穀道中以手急抱欲大便時乃去之疑非仲景意已試甚良又大猪膽一枚瀉汁和少許法醋以灌穀道內如一食頃當大便出宿食惡物甚效。

辨可下病脉證并治第二十一 合四十四法 方一十一首

陽明病汗多者急下之宜大柴胡湯第一。加大黃八味。一法用小承氣湯煎別有二法。〔三六八〕

少陰病得之二三日口燥咽乾者急下之宜大承氣湯第二　四味〔三六九〕

少陰病六七日腹滿不大便者急下之宜大承氣湯第三　用前第二方〔三七〇〕

少陰病下利清水心下痛口乾者可下之宜大柴胡大承氣湯第四　大柴胡湯用前第一方　大承氣湯用前第二方〔三七〇〕

下利三部脉平心下鞕者急下之宜大承氣湯第五　用前第二方〔三七〇〕

下利脉遲滑者內實也利未止當下之宜大承氣湯第六　用前第二方〔三七〇〕

陽明少陽合病，下利，脉不負者，順也；脉滑數者，有宿食，當下之，宜大承氣湯。第七。用前第二方〔三七一〕

寸脉浮大，反濇，尺中微而濇，故知有宿食，當下之，宜大承氣湯。第八。用前第二方〔三七一〕

下利，不欲食者，以有宿食，當下之，宜大承氣湯。第九。用前第二方〔三七一〕

下利差，至其年月日時復發者，以病不盡，當下之，宜大承氣湯。第十。用前第二方〔三七一〕

病腹中滿痛，此為實，當下之，宜大承氣、大柴胡湯。第十一。大承氣用前第二方。大柴胡用前第一方。〔三七二〕

下利。脉反滑。當有所去。下乃愈。宜大承氣湯。第十二。用前第二方〔三七二〕

腹滿不減。減不足言。當下之。宜大柴胡。大承氣湯。第十三。大柴胡用前第一方。大承氣用前第二方。〔三七二〕

傷寒後脉沈。沈者。内實也。下之解。宜大柴胡湯。第十四。用前第一方〔三七二〕

傷寒六七日。目中不了了。睛不和。無表裏證。大便難。身微熱者。實也。急下之。宜大承氣大柴胡湯。第十五。大柴胡用前第一方。大承氣用前第二方。〔三七三〕

太陽病未解。脉陰陽俱停。先振慄。汗出而解。陰

脉微者。下之解。宜大柴胡湯第十六。用前第一方。一法用調胃承氣湯。〔三七三〕

脉雙弦而遲者。心下鞕。脉大而緊者。陽中有陰也。可下之。宜大承氣湯第十七。用前第二方。〔三七三〕

結胸者。項亦強。如柔痓狀。下之和。第十八。結胸門用大陷胸丸。〔三七三〕

病人無表裏證。發熱七八日。雖脉浮數者。可下之。宜大柴胡湯第十九。用前第一方。〔三七三〕

太陽病。表證仍在。脉微而沉。不結胸。發狂。少腹滿。小便利。下血愈。宜下之。以抵當湯第二十。四味〔三七四〕

太陽病，身黃，脉沈結，少腹鞕，小便自利，其人如狂，血證諦，屬抵當湯證第二十一。用前第二十方〔三七五〕

傷寒有熱，少腹滿，應小便不利，今反利，為有血，當下之，宜抵當丸第二十二。四味〔三七五〕

陽明病，但頭汗出，小便不利，身必發黃，宜下之，茵蔯蒿湯第二十三。三味〔三七六〕

陽明證，其人喜忘，必有畜血，大便色黑，宜抵當湯下之第二十四。用前第二十方〔三七六〕

汗出讝語，以有燥屎，過經可下之，宜大柴胡大承氣湯第二十五。大柴胡用前第一方。大承氣用前第二方。〔三七七〕

病人煩熱，汗出如瘧狀，日晡發熱，脉實者，可下之，宜大柴胡大承氣湯第二十六。大柴胡用前第一方，大承氣用前第二方。〔三七七〕

陽明病，讝語，潮熱，不能食，胃中有燥屎，若能食，但鞕耳，屬大承氣湯證第二十七。用前第二方〔三七七〕

下利讝語者，有燥屎也，屬小承氣湯第二十八。三味〔三七七〕

得病二三日，脉弱，無太陽柴胡證，煩躁，心下痞，小便利，屎定鞕，宜大承氣湯第二十九。用前第二方。一云，大柴胡湯。〔三七八〕

太陽中風。下利嘔逆。表解。乃可攻之。屬十棗湯。第三十。二味〔三七九〕

太陽病。不解。熱結膀胱。其人如狂。宜桃核承氣湯。第三十一。五味〔三七九〕

傷寒七八日。身黄如橘子色。小便不利。腹微滿者。屬茵蔯蒿湯證。第三十二。用前第二十三方〔三八〇〕

傷寒發熱。汗出不解。心中痞鞕。嘔吐下利者。屬大柴胡湯證。第三十三。用前第一方〔三八〇〕

傷寒十餘日。熱結在裏。往来寒熱者。屬大柴胡湯證。第三十四。用前第一方〔三八一〕

但結胸無大熱，水結在胸脅也，頭微汗出者，屬大陷胸湯第三十五。三味〔三八一〕

傷寒六七日，結胸熱實，脉沈緊，心下痛者，屬大陷胸湯證第三十六。用前第三十五方〔三八一〕

陽明病，多汗，津液外出，胃中燥，大便必鞕，讝語，屬小承氣湯證第三十七。用前第二十八方〔三八一〕

陽明病，不吐下，心煩者，屬調胃承氣湯第三十八。三味〔三八一〕

陽明病，脉遲，雖汗出不惡寒，身必重，腹滿而喘，有潮熱，大便鞕，大承氣湯主之。若汗出多，微發

熱惡寒桂枝湯主之熱不潮腹大滿不通與小承氣湯三十九（大承氣湯用前第二方小承氣湯用前第二十八方桂枝湯五味。）〔三八三〕

陽明病潮熱大便微鞕與大承氣湯若不大便六七日恐有燥屎與小承氣湯若不轉氣不可攻之後發熱大便復鞕者宜以小承氣湯和之第四十（並用前方）〔三八四〕

陽明病讝語潮熱脉滑疾者屬小承氣湯證第四十一（用前第二十八方）〔三八四〕

二陽併病太陽證罷但發潮熱汗出大便難讝

語者。下之愈。宜大承氣湯。第四十二。用前第二方（三八四）

病人小便不利。大便乍難乍易。微熱喘冒者。屬大承氣湯證。第四十三。用前第二方（三八六）

大下。六七日。不大便。煩不解。腹滿痛者。屬大承氣湯證。第四十四。用前第二方（三八六）

大法。秋宜下。

凡可下者。用湯勝丸散。中病便止。不必盡劑也。

陽明病。發熱汗多者。急下之。宜大柴胡湯❶。方一。一法用小承氣湯

柴胡八兩　枳實四枚，炙　生薑五兩

【校勘】

❶大柴胡湯：本書《辨陽明病脉證并治》作「大承氣湯」。

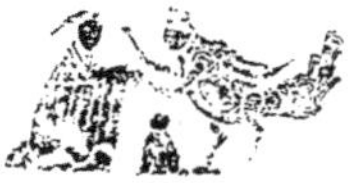

黄芩三兩　芍藥三兩　大棗十二枚擘

半夏半升洗

右七味。以水一斗二升。煑取六升。去滓。更煎取三升。温服一升。日三服。一方云加。大黄二兩。若不加。恐不成大柴胡湯

少陰病。得之二三日。口燥咽乾者。急下之。宜大承氣湯方二。

大黄四兩酒洗　厚朴半斤炙去皮　枳實五枚炙

芒消三合

右四味。以水一斗。先煑二物。取五升。内大黄。更

煑取二升。去滓。内芒消。更上微火一兩沸。分温再服。得下。餘勿服。

少陰病六七日。腹滿不大便者。急下之。宜大承氣湯。三。用前第二方

少陰病。下利清水。色純青。心下必痛。口乾燥者。可下之。宜大柴胡❶大承氣湯。四。用前第二方

下利。三部脉皆平。按之心下鞕者。急下之。宜大承氣湯。五。用前第二方

下利。脉遲而滑者。内實也。利未欲止。當下之。宜大承氣湯。六。用前第二方

【校勘】

❶大柴胡：本書《辨太陰病脈證并治》無「大柴胡」三字。

陽明少陽合病。必下利。其脉不負者。為順也。負者。失也。互相尅賊。名為負也。脉滑而數者。有宿食。當下之。宜大承氣湯。七。用前第二方

問曰。人病有宿食。何以別之。師曰。寸口脉浮而大。按之反濇。尺中亦微而濇。故知有宿食。當下之。宜大承氣湯。八。用前第二方

下利不欲食者。以有宿食故也。當下之。宜大承氣湯。九。用前第二方

下利差。至其年月日時復發者。以病不盡故也。當下之。宜大承氣湯。十。用前第二方

病腹中滿痛者，此為實也，當下之，宜大承氣大柴胡湯。十一。用前第一第二方

下利，脉反滑，當有所去，下乃愈，宜大承氣湯。十二。用前第二方

腹滿不減，減不足言，當下之，宜大柴胡、大承氣湯。十三。用前第一第二方

傷寒後脉沈，沈者，內實也，下之解，宜大柴胡湯。十四。用前第一方

傷寒六七日，目中不了了，睛不和，無表裏證，大便難，身微熱者，此為實也，急下之，宜大承氣大柴胡

湯十五。用前第一第二方

太陽病。未解。脉陰陽俱停。一作微必先振慄汗出而解。❶但陰脉微一作尺脉實者。下之而解。宜大柴胡湯。十六。用前第一方。一法用調胃承氣湯。

脉雙弦而遲者。必心下鞕。脉大而緊者。陽中有陰也。可下之。宜大承氣湯。十七。用前第二方

結胸者。項亦強。如柔痓狀。下之則和。❷十八。結胸門用大陷胸丸。

病人無表裏證。發熱七八日。雖脉浮數者。可下之。宜大柴胡湯。❸十九。用前第一方

【校勘】

❶ 必先振栗汗出而解：本書《辨太陽病脉證并治中》此下有「但陽脉微者，先汗出而解」。

❷ 下之則和：本書《辨太陽病脉證并治下》此下有「宜大陷胸丸」。

❸ 宜大柴胡湯：本書《辨陽明病脉證并治》無此五字。

太陽病六七日表證仍在脉微而沈反不結胷其人發狂者以熱在下焦少腹當鞕滿而小便自利者下血乃愈所以然者以太陽隨經瘀熱在裏故也宜下之以抵當湯方二十

水蛭三十枚熬　桃仁二十枚去皮尖　蝱蟲三十枚去翅足熬

大黄三兩去皮破六片

右四味以水五升煑取三升去滓温服一升不下者更服

太陽病身黄脉沈結少腹鞕滿小便不利者為無血也小便自利其人如狂者血證諦屬抵當湯證

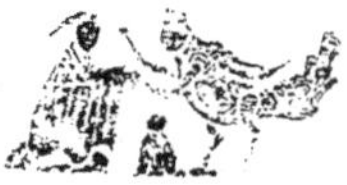

二十一。用前第二十方

傷寒有熱少腹滿應小便不利今反利者為有血也當下之❶宜抵當丸方二十二。

大黃三兩　桃仁二十五箇去皮尖　虻蟲去翅足熬

水蛭各二十箇熬

右四味擣篩為四丸以水一升煑一丸取七合服之晬時當下血若不下者更服。

陽明病發熱汗出者此為熱越不能發黃也但頭汗出身無汗劑頸而還小便不利渴引水漿者以瘀熱在裏身必發黃宜下之❷以茵蔯蒿湯方二十

【校勘】

❶當下之：本書《辨太陽病脉證并治中》此下有「不可餘藥」。

❷宜下之：本書《辨陽明病脉證并治》無「宜下之」三字。

三。

茵蔯蒿（六兩）　梔子（十四箇，擘）　大黃（二兩，破）

右三味。以水一斗二升。先煮茵蔯減。六升。內二味。煮取三升。去滓。分溫三服。小便當利。尿如皂莢汁狀。色正赤。一宿腹減。黃從小便去也。

陽明證。其人喜忘者。必有畜血。所以然者。本有久瘀血。故令喜忘。屎雖鞕。大便反易。其色必黑。宜抵當湯下之。二十四。（用前第二十方）

汗（一作臥）出讝語者。以有燥屎在胃中。此為風也。須下者。過經乃可下之。下之若早者。語言必亂。以表

虛裏實故也。下之愈。宜大柴胡大承氣湯。二十五。用前第一第二方

病人煩熱汗出則解。又如瘧狀。日晡所發熱者。屬陽明也。脉實者。可下之。宜大柴胡大承氣湯。二十六。用前第一第二方

陽明病讝語有潮熱。反不能食者。胃中有燥屎五六枚也。若能食者。但鞕耳。屬大承氣湯證。二十七。用前第二方

下利讝語者。有燥屎也。屬小承氣湯方。二十八。

大黃四兩　厚朴二兩炙去皮　枳實三枚炙

右三味。以水四升。煑取一升二合。去滓。分溫再服。若更衣者。勿服之。

得病二三日。脉弱。無太陽柴胡證。煩躁。心下痞。至四五日。雖能食。以承氣湯❶少少與微和之。令小安。至六日。與承氣湯一升。若不大便六七日。小便少者。雖不大便。但初頭鞕。後必溏。此未定成鞕也。攻之必溏。須小便利。屎定鞕。乃可攻之。宜大承氣湯。二十九。用前第二方。一云大柴胡湯。

太陽病中風。下利。嘔逆。表解者。乃可攻之。其人漐漐汗出。發作有時。頭痛。心下痞鞕滿。引脅下痛。乾

【校勘】

❶承氣湯：本書《辨陽明病脉證并治》作「小承氣湯」。

嘔則短氣。汗出不惡寒者。此表解裏未和也。屬十棗湯。方三十。

芫花熬赤　甘遂　大戟各等分

右三味。各異擣篩秤已。合治之。以水一升半。煑大肥棗十枚。取八合。去棗。內藥末。强人服重一錢七。羸人半錢。溫服之。平旦服。若下少。病不除者。明日更服加半錢。得快下利後。糜粥自養。

太陽病不解。熱結膀胱。其人如狂。血自下。下者愈。其外未解者。尚未可攻。當先解其外。外解已。但少腹急結者。乃可攻之。宜桃核承氣湯。方三十一。

桃仁五十枚去皮尖　大黄四兩　甘草二兩炙

芒消二兩　桂枝二兩去皮

右五味。以水七升。煮四物。取二升半。去滓。内芒消。更上火煎。微沸。先食温服五合。日三服。當微利。

傷寒七八日。身黄如橘子色。小便不利。腹微滿者。屬茵蔯蒿湯證。三十二。用前第二十三方

傷寒發熱。汗出不解。心中痞鞕。嘔吐而下利者。屬大柴胡湯證。三十三。用前第一方

傷寒十餘日。熱結在裏。復往来寒熱者。屬大柴胡

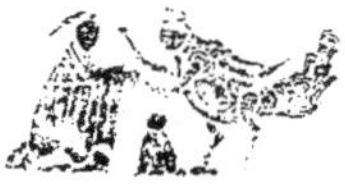

湯證三十四。用前第一方

但結胷無大熱者。以水結在胷脅也。但頭微汗出者。屬大陷胷湯方三十五。

大黃六兩　芒消一升　甘遂末一錢七

右三味。以水六升。先煑大黃。取二升。去滓。內芒消。更煑一二沸。內甘遂末。溫服一升。

傷寒六七日。結胷熱實。脉沈而緊。心下痛。按之石鞕者。屬大陷胷湯證三十六。用前第三十五方

陽明病。其人多汗。以津液外出。胃中燥。大便必鞕。鞕則讝語。屬小承氣湯證❶三十七。用前第二十八方

【校勘】

❶證：本書《辨陽明病脉證并治》「證」下有「若一服讝（譫）語止者，更莫復服」十字。

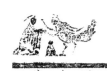

陽明病。不吐。不下。心煩者。屬調胃承氣湯方三十八。

大黃四兩酒洗　甘草二兩炙　芒消半升

右三味。以水三升。煑取一升。去滓。内芒消。更上火微煑令沸。溫頓服之。

陽明病。脉遲。雖汗出。不惡寒者。其身必重。短氣。腹滿而喘。有潮熱者。此外欲解。可攻裏也。手足濈然汗出者。此大便已鞕也。大承氣湯主之。若汗出多。微發熱惡寒者。外未解也。桂枝湯主之。其熱不潮。未可與承氣湯。若腹大滿不通者。與小承氣湯。微

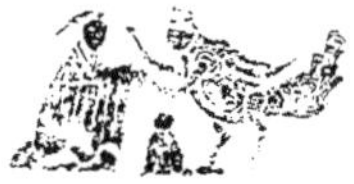

和胃氣，勿令至大泄下。三十九。大承氣湯用前第二方。小承氣用前第二十八方。

桂枝湯方

桂枝去皮　芍藥　生薑切，各三兩

甘草二兩，炙　大棗十二枚，擘

右五味，以水七升，煮取三升，去滓，温服一升。服湯後，飲熱稀粥一升餘，以助藥力，取微似汗。

陽明病，潮熱，大便微鞕者，可與大承氣湯；不鞕者，不可與之。若不大便六七日，恐有燥屎，欲知之法，少與小承氣湯，湯入腹中，轉失氣者，此有燥屎也。

乃可攻之。若不轉失氣者。此但初頭鞕。後必溏。不可攻之。攻之必脹滿不能食也。欲飲水者。與水則噦。其後發熱者。大便必復鞕而少也。宜以小承氣湯和之。不轉失氣者。慎不可攻也。四十。並用前方

陽明病。譫語發潮熱。脉滑而疾者。小承氣湯主之。因與承氣湯一升。腹中轉氣者。更服一升。若不轉氣者。勿更與之。明日又不大便。脉反微濇者。裏虛也。為難治。不可更與承氣湯。四十一。用前第二十八方

二陽併病。太陽證罷。但發潮熱。手足漐漐汗出。大便難而譫語者。下之則愈。宜大承氣湯。四十二。用前

第二方

病人小便不利。大便乍難乍易。時有微熱。喘冒不能臥者。有燥屎也。屬大承氣湯證四十三。用前第二方

大下後。六七日不大便。煩不解。腹滿痛者。此有燥屎也。所以然者。本有宿食故也。屬大承氣湯證四十四。用前第二方

世讓堂翻宋板

傷寒論卷第九

傷寒論卷第十　　仲景全書第十

漢　張仲景述　晉　王叔和撰次
宋　林　億校正
明　趙開美校刻
沈　琳仝校

辨發汗吐下後病脈證并治第二十二 合四十八

法方三十九首 〔三八七〕

太陽病。八九日如瘧狀。熱多寒少。不嘔。清便脈微而惡寒者。不可更發汗吐下也。以其不得小汗。身必癢。屬桂枝麻黃各半湯。第一。七味。前有二十二病

證。

服桂枝湯或下之仍頭項強痛發熱無汗心下滿痛小便不利屬桂枝去桂加茯苓白术湯第二。六味

太陽病發汗不解而下之脉浮者為在外宜桂枝湯第三。五味

下之後復發汗晝日煩躁夜安靜不嘔不渴無表證脉沉微者屬乾薑附子湯第四。二味

傷寒若吐下後心下逆滿氣上衝胷起則頭眩脉沉緊發汗則身為振揺者屬茯苓桂枝白术

甘草湯第五。四味

發汗若下之病不解。煩躁者。屬茯苓四逆湯第六。五味

發汗吐下後。虛煩不眠。若劇者。反覆顛倒。心中懊憹。屬梔子豉湯。少氣者。梔子甘草豉湯。嘔者。梔子生薑豉湯第七。梔子豉湯。二味。梔子甘草豉湯。梔子生薑豉湯。並三味

發汗下之而煩熱。胷中窒者。屬梔子豉湯。證第八。用上初方

太陽病過經十餘日。心下欲吐。胷中痛。大便溏。

腹滿微煩先此時極吐下者。與調胃承氣湯。第九。三味

太陽病。重發汗。復下之。不大便五六日。舌上燥而渴。日晡潮熱。心腹鞕滿痛不可近者。屬大陷胷湯。第十。三味

傷寒五六日。發汗復下之。胷脇滿微結。小便不利。渴而不嘔。頭汗出。寒熱。心煩者。屬柴胡桂枝乾薑湯。第十一。七味

傷寒發汗吐下解後。心下痞鞕。噫氣不除者。屬旋復代赭湯。第十二。七味

傷寒下之復發汗心下痞惡寒表未解也表解乃可攻痞解表宜桂枝湯攻痞宜大黃黃連瀉心湯第十三桂枝湯用前第三方大黃瀉心湯二味

傷寒吐下後七八日不解熱結在裏表裏俱熱惡風大渴舌上燥而煩欲飲水數升者屬白虎加人參湯第十四五味

傷寒吐下後不解不大便至十餘日日晡發潮熱不惡寒如見鬼狀劇者不識人循衣摸床惕而不安微喘直視發熱讝語者屬大承氣湯第十五四味

三陽合病，腹滿身重，口不仁，面垢，讝語遺尿。發汗則讝語；下之則額上汗，手足逆冷。自汗出者，屬白虎湯。第十六。四味

陽明病，脉浮緊，咽燥口苦，腹滿而喘，發熱汗出，反惡熱，身重。若發汗則躁，心憒憒，反讝語；若加溫針，必怵惕煩躁不眠；若下之，則胃中空虛，客氣動膈，心中懊憹，舌上胎者，屬梔子豉湯證。第十七。用前第七方

陽明病，下之，心中懊憹而煩，胃中有燥屎，可攻，宜大承氣湯。第十八。用前第十五方

太陽病，吐下發汗後，微煩，小便數，大便鞕者，與

小承氣湯和之第十九。三味

大汗大下而厥者屬四逆湯第二十。三味

太陽病下之氣上衝者與桂枝湯第二十一。用前第三方

太陽病下之後脉促胷滿者屬桂枝去芍藥湯。第二十二。四味

若微寒者屬桂枝去芍藥加附子湯第二十三。五味

太陽桂枝證反下之利不止脉促喘而汗出者。屬葛根黃芩黃連湯第二十四。四味

太陽病下之微喘者表未解也屬桂枝加厚朴杏子湯第二十五七味

傷寒不大便六七日頭痛有熱者與承氣湯小便清者一云大便青知不在裏當發汗宜桂枝湯第二十六用前第三方

傷寒五六日下之後身熱不去心中結痛者屬梔子豉湯證第二十七用前第七方

傷寒下後心煩腹滿臥起不安屬梔子厚朴湯第二十八三味

傷寒以丸藥下之身熱不去微煩者屬梔子乾

薑湯第二十九。二味

傷寒下之續得下利不止身疼痛急當救裏後身疼痛清便自調者急當救表救裏宜四逆湯。救表宜桂枝湯第三十。並用前方

太陽病過經十餘日二三下之柴胡證仍在與小柴胡嘔止小安鬱鬱微煩者可與大柴胡湯。第三十一。八味

傷寒十三日不解胷脅滿而嘔日晡發潮熱微利潮熱者實也先服小柴胡湯以解外後以柴胡加芒消湯主之第三十二。八味

傷寒十三日過經讝語有熱也若小便利當大便鞕而反利者知以丸藥下之也脉和者內實也屬調胃承氣湯證第三十三用前第九方

傷寒八九日下之胷滿煩驚小便不利讝語身重不可轉側者屬柴胡加龍骨牡蠣湯第三十四十二味

火逆下之因燒針煩躁者屬桂枝甘草龍骨牡蠣湯第三十五四味

太陽病脉浮而動數頭痛發熱盜汗惡寒反下之膈內拒痛短氣躁煩心中懊憹心下因鞕則

為結胷屬大陷胷湯證第三十六（用前第十方）

傷寒五六日嘔而發熱者小柴胡湯證具以他藥下之柴胡證仍在者復與柴胡湯必蒸蒸而振却發熱汗出而解若心滿而鞕痛者此為結胷大陷胷湯主之但滿而不痛者為痞屬半夏瀉心湯第三十七（七味）

本以下之故心下痞其人渴而口燥煩小便不利者屬五苓散第三十八（五味）

傷寒中風下之其人下利日數十行腹中雷鳴心下痞鞕乾嘔心煩復下之其痞益甚屬甘草

瀉心湯第三十九。六味

傷寒服藥下利不止，心下痞鞕，復下之，利不止，與理中，利益甚，屬赤石脂禹餘粮湯第四十。二味

太陽病，外證未除，數下之，遂恊熱而利，利不止，心下痞鞕，表裏不觧，屬桂枝人參湯第四十一。五味

下後不可更行桂枝湯，汗出而喘，無大熱者，屬麻黄杏子甘草石膏湯第四十二。四味

陽明病，下之，外有熱，手足温，心中懊憹，飢不能食，但頭汗出，屬梔子豉湯證第四十三。用前第七方

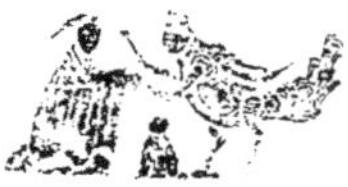

傷寒吐後，腹脹滿者，屬調胃承氣湯證。第四十四。用前第九方

病人無表裏證，發熱七八日，脈雖浮數，可下之。假令已下，脈數不解，不大便者，有瘀血，屬抵當湯。第四十五。四味

本太陽病，反下之，腹滿痛，屬太陰也，屬桂枝加芍藥湯。第四十六。五味

傷寒六七日，大下，寸脈沈而遲，手足厥，下部脈不至，喉咽不利，唾膿血者，屬麻黃升麻湯。第四十七。十四味

傷寒本自寒下。復吐下之。食入口即吐。屬乾薑黃芩黃連人參湯。第四十八。四味

師曰。病人脉微而濇者。此為醫所病也。大發其汗。又數大下之。其人亡血。病當惡寒。後乃發熱。無休止。時夏月盛熱。欲著複衣。冬月盛寒。欲裸其身。所以然者。陽微則惡寒。陰弱則發熱。此醫發其汗。使陽氣微。又大下之。令陰氣弱。五月之時。陽氣在表。胃中虚冷。以陽氣內微。不能勝冷。故欲著複衣。十一月之時。陽氣在裏。胃中煩熱。以陰氣內弱。不能勝熱。故欲裸其身。又陰脉遲濇。故知亡血也。

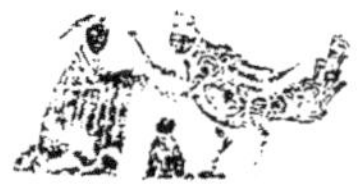

寸口脉浮大而醫反下之此為大逆浮則無血大則為寒寒氣相搏則為腸鳴醫乃不知而反飲冷水令汗大出水得寒氣冷必相搏其人則䭇

太陽病三日已發汗若吐若下若温針仍不解者此為壞病桂枝不中與之也觀其脉證知犯何逆隨證治之

脉浮數者法當汗出而愈若下之身重心悸者不可發汗當自汗出乃解所以然者尺中脉微此裏虚須表裏實津液和便自汗出愈

凡病若發汗若吐若下若亡血無❶津液陰陽脉❷自

【校勘】

❶無：本書《辨太陽病脉證并治中》作「亡」。

❷脉：本書《辨太陽病脉證并治中》無「脉」字。

和者必自愈。

大下之後復發汗小便不利者亡津液故也勿治之得小便利必自愈。

下之後復發汗必振寒脉微細所以然者以内外俱虚故也。

本發汗而復下之此為逆也若先發汗治不為逆本先下之而反汗之為逆若先下之治不為逆。

太陽病先下而不愈因復發汗以此表裏俱虚其人因致冒冒家汗出自愈所以然者汗出表和故也得表和❶然後復下之。

【校勘】

❶得表和：本書《辨太陽病脉證并治中》作「裏未和」。

得病六七日。脉遲浮弱。惡風寒。手足溫。醫二三下之。不能食。而脅下滿痛。面目及身黄。頸項強。小便難者。與柴胡湯。後必下重。本渴飲水而嘔者。柴胡❶不中與也。食穀者噦。

太陽病。二三日。不能卧。但欲起。心下必結。脉微弱者。此本有寒分也。反下之。若利止。必作結胸。未止者。四日復下之。此作協熱利也。

太陽病。下之。其脉促。一作縱不結胸者。此為欲解也。脉浮者。必結胸。脉緊者。必咽痛。脉弦者。必兩脅拘急。脉細數者。頭痛未止。脉沉緊者。必欲嘔。脉沉滑

【校勘】

❶ 柴胡：本書《辨太陽病脉證并治中》「柴胡」後有「湯」字。

者恊熱利，脉浮滑者，必下血。

太陽少陽併病，而反下之，成結胷，心下鞕，下利不止，水漿不下，其人心煩。

脉浮而緊，而復下之，緊反入裏，則作痞，按之自濡，但氣痞耳。

傷寒吐下發汗後，虛煩，脉甚微，八九日心下痞鞕，脅下痛，氣上衝咽喉，眩冒，經脉動惕者，久而成痿。

陽明病，能食，下之不解者❶，其人不能食，若攻其熱必噦。所以然者，胃中虛冷故也。以其人本虛，攻其熱必噦。

【校勘】

❶能食下之不解者：本書《辨陽明病脉證并治》無此七字。

陽明病。脉遲。食難用飽。飽則發煩。頭眩。必小便難。此欲作穀疽❶。雖下之。腹滿如故。所以然者。脉遲故也。

夫病陽多者。熱下之則鞕。汗多。極發其汗。亦鞕。

太陽病。寸緩關浮尺弱。其人發熱汗出。復惡寒。不嘔。但心下痞者。此以醫下之也。

太陰之為病。腹滿而吐。食不下。自利益甚。時腹自痛。若下之。必胷下結鞕。

傷寒大吐大下之。極虛。復極汗者。其人外氣怫鬱。復與之水。以發其汗。因得噦。所以然者。胃中寒冷

【校勘】

❶ 疽：本書《辨陽明病脉證并治》、《脉經》卷七、《玉函》卷三、《千金翼方》卷九作「疸」。爲是，當改。

故也

吐利發汗後脉平小煩者以新虚不勝穀氣故也

太陽病醫發汗遂發熱惡寒因復下之心下痞表裏俱虚陰陽氣並竭無陽則陰獨復加燒針因胷煩面色青黄膚瞤者難治今色微黄手足溫者易愈

太陽病得之八九日如瘧狀發熱惡寒熱多寒少其人不嘔清便欲自可一日二三度發脉微緩者為欲愈也脉微而惡寒者此陰陽俱虚不可更發汗更下更吐也面色反有熱色者未欲解也以其

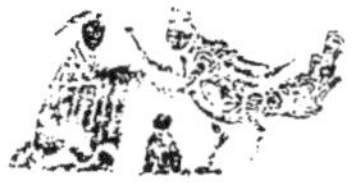

不能得小汗出。身必癢。屬桂枝麻黄各半湯。方一。

桂枝一兩十六銖　芍藥一兩　生薑一兩，切

甘草一兩，炙　麻黄一兩，去節　大棗四枚，擘

杏仁二十四箇，湯浸，去皮尖及兩人者

右七味。以水五升。先煮麻黄一二沸。去上沫。内諸藥。煮取一升八合。去滓。溫服六合。本云桂枝湯三合。麻黄湯三合。併為六合。頓服。

服桂枝湯。或下之。仍頭項强痛。翕翕發熱。無汗。心下滿微痛。小便不利者。屬桂枝去桂加茯苓白术湯。方二。

芍藥三兩　甘草二兩炙　生薑三兩切

白朮三兩　茯苓三兩　大棗十二枚擘

右六味。以水八升。煑取三升。去滓。温服一升。小便利則愈。本云桂枝湯。今去桂枝加茯苓白朮。

太陽病。先發汗不解。而下❶之。脉浮者不愈。浮為在外。而反下之。故令不愈。今脉浮。故在外。當須解外則愈。宜桂枝湯。方三。

桂枝三兩去皮　芍藥三兩　生薑三兩切

甘草二兩炙　大棗十二枚擘

右五味。以水七升。煑取三升。去滓。温服一升。須

【校勘】

❶下：本書《辨太陽病脉證并治中》「下」上有「復」字。

臾啜熱稀粥一升。以助藥力。取汗。

下之後復發汗。晝日煩躁不得眠。夜而安靜。不嘔不渴。無表證。脉沈微。身無大熱者。屬乾薑附子湯。方四。

乾薑一兩 附子一枚生用去皮破八片

右二味。以水三升。煑取一升。去滓。頓服。

傷寒若吐若下後。心下逆滿。氣上衝胷。起則頭眩。脉沈緊。發汗則動經。身為振振搖者。屬茯苓桂枝白朮甘草湯。方五。

茯苓四兩 桂枝三兩去皮 白朮二兩 甘草二兩炙

右四味。以水六升。煑取三升。去滓。分溫三服。

發汗若下之後。病仍不解。煩躁者。屬茯苓四逆湯。

方六。

茯苓四兩　人參一兩　附子一枚生用去皮破八片

甘草二兩炙　乾薑一兩半

右五味。以水五升。煑取二升。去滓。溫服七合。日三服。

發汗吐下後。虛煩不得眠。若劇者。必反覆顛倒。心中懊憹。屬梔子豉湯。若少氣者。梔子甘草豉湯。若嘔者。梔子生薑豉湯。七。

肥梔子十四枚擘　香豉四合綿裹

右二味。以水四升。先煑梔子。得二升半。內豉。煑取一升半。去滓。分為二服。溫進一服。得吐者。止後服。

梔子甘草豉湯方

肥梔子十四箇擘　甘草二兩炙　香豉四合綿裹

右三味。以水四升。先煑二味。取二升半。內豉。煑取一升半。去滓。分二服。溫進一服。得吐者。止後服。

梔子生薑豉湯方

肥梔子十四箇擘　生薑五兩切　香豉四合綿裹

右三味，以水四升，先煑二味，取二升半，內豉，煑取一升半，去滓，分二服，溫進一服，得吐者，止後服。

發汗若下之，而煩熱，胷中窒者，屬梔子豉湯證。八　用前初方。

太陽病，過經十餘日，心下溫溫欲吐，而胷中痛，大便反溏，腹微滿，鬱鬱微煩，先此時極吐下者，與調胃承氣湯；若不爾者，不可與。但欲嘔，胷中痛，微溏者，此非柴胡湯證，以嘔，故知極吐下也。調胃承氣

湯方九。

大黃四兩酒洗 甘草二兩炙 芒消半升

右三味以水三升煑取一升去滓內芒消更上火令沸頓服之。

太陽病重發汗而復下之不大便五六日舌上燥而渴日晡所小有潮熱一云日晡所發心胷大煩從心下至少腹鞕滿而痛不可近者屬大陷胷湯方十。

大黃六兩去皮酒洗 芒消一升 甘遂末一錢匕

右三味以水六升煑大黃取二升去滓內芒消煑兩沸內甘遂末溫服一升得快利止後服。

傷寒五六日，已發汗，而復下之，胷脅滿微結，小便不利，渴而不嘔，但頭汗出，往來寒熱，心煩者，此為未解也，屬柴胡桂枝乾薑湯方十一。

柴胡半斤　桂枝三兩，去皮　乾薑二兩

栝樓根四兩　黃芩三兩　甘草二兩，炙

牡蠣二兩，熬

右七味，以水一斗二升，煮取六升，去滓，再煎取三升，溫服一升，日三服，初服微煩，後汗出便愈。

傷寒發汗，若吐若下，解後，心下痞鞕，噫氣不除者，屬旋復代赭湯方十二。

旋復花三兩　人參二兩　生薑五兩
代赭一兩　甘草三兩炙　半夏半升洗
大棗十二枚擘

右七味。以水一斗。煮取六升。去滓。再煎取三升。溫服一升。日三服。

傷寒大下之。復發汗。心下痞。惡寒者。表未解也。不可攻痞。當先解表。表解乃攻痞。解表宜桂枝湯。用前方❶。攻痞宜大黃黃連瀉心湯。方十三。

大黃二兩酒洗　黃連一兩

右二味。以麻沸湯二升漬之。須臾絞去滓。分溫

【校勘】

❶用前方：本書《辨太陽病脉證并治下》無「用前方」三字。

再服。有黃芩見第四卷中。

傷寒若吐下後七八日不解。熱結在裏。表裏俱熱。時時惡風。大渴。舌上乾燥而煩。欲飲水數升者。屬白虎加人參湯。方十四。

知母六兩　石膏一斤碎　甘草二兩炙

粳米六合　人參三兩

右五味。以水一斗。煑米熟。湯成去滓。溫服一升。日三服。

傷寒若吐若下後。不解。不大便。五六日。上至十餘日。日晡所發潮熱。不惡寒。獨語如見鬼狀。若劇者。

發則不識人。循衣摸牀。惕而不安。一云順衣妄撮。怵惕不安。微喘直視。脉弦者生。濇者死。微者但發熱讝語者。屬大承氣湯。方十五。

大黄四兩去皮酒洗　厚朴半斤炙　枳實五枚炙

芒消三合

右四味。以水一斗。先煑二味。取五升。内大黄煑取二升。去滓。内芒消。更煑令一沸。分温再服。得利者。止後服。

三陽合病。腹滿。身重。難以轉側。口不仁。面垢。又作枯。一云向經。

讝語遺尿。發汗則讝語。下之則額上生汗。若手足逆冷自汗出者。屬白虎湯。十六。

知母六兩　石膏一斤碎　甘草二兩炙

粳米六合

右四味。以水一斗。煮米熟湯成。去滓。溫服一升。日三服。

陽明病。脉浮而緊。咽燥。口苦。腹滿而喘。發熱汗出。不惡寒。反惡熱。身重。若發汗則躁。心憒憒而反讝語。若加溫鍼。必怵惕煩躁不得眠。若下之。則胃中空虛。客氣動膈。心中懊憹。舌上胎者。屬梔子豉湯。

證十七。用前第七方

陽明病，下之，心中懊憹而煩，胃中有燥屎者，可攻。腹微滿，初頭鞕，後必溏，不可攻之。若有燥屎者，宜大承氣湯。第十八。用前第十五方

太陽病，若吐若下若發汗後，微煩，小便數，大便因鞕者，與小承氣湯和之愈。方十九。

大黃四兩，酒洗　厚朴二兩，炙　枳實三枚，炙

右三味，以水四升，煑取一升二合，去滓，分溫二服。

大汗，若大下而厥冷者，屬四逆湯。方二十。

甘草二兩炙　乾薑一兩半　附子一枚生用去皮破八片

右三味，以水三升，煑取一升二合，去滓，分溫再服。強人可大附子一枚，乾薑四兩。

太陽病，下之後，其氣上衝者，可與桂枝湯❶；若不上衝者，不得與之。二十一。用前第三方

太陽病，下之後，脉促胷滿者，屬桂枝去芍藥湯方。二十二。促一作縱

桂枝三兩去皮　甘草二兩炙　生薑三兩

大棗十二枚擘

右四味，以水七升，煑取三升，去滓，溫服一升。本

【校勘】

❶湯：本書《辨太陽病脉證并治上》「湯」下有「方用前法」四字。

云桂枝湯。今去芍藥。

若微寒者。屬桂枝去芍藥加附子湯。方二十三。

桂枝三兩去皮　甘草二兩炙　生薑三兩切

大棗十二枚擘　附子一枚炮

右五味。以水七升。煮取三升。去滓。溫服一升。本云桂枝湯。今去芍藥加附子。

太陽病桂枝證。醫反下之。利遂不止。脉促者。表未解也。喘而汗出者。屬葛根黃芩黃連湯。方二十四。促一作縱

葛根半斤　甘草二兩炙　黃芩三兩

黃連三兩

右四味。以水八升。先煑葛根。減二升。內諸藥。煑取二升。去滓。溫分再服。

太陽病。下之微喘者。表未解故也。屬桂枝加厚朴杏子湯。方二十五。

桂枝三兩去皮　芍藥三兩　生薑三兩切

甘草二兩炙　厚朴二兩炙去皮　大棗十二枚擘

杏仁五十箇去皮尖

右七味。以水七升。煑取三升。去滓。溫服一升。

傷寒不大便六七日。頭痛有熱者。與承氣湯。其小

便清者。一云大便青。知不在裏。仍在表也。當須發汗。若頭痛者。必衄。宜桂枝湯。二十六。用前第三方

傷寒五六日。大下之後。身熱不去。心中結痛者。未欲解也。屬梔子豉湯證。二十七。用前第七方

傷寒下後。心煩腹滿。臥起不安者。屬梔子厚朴湯。方二十八。

梔子十四枚擘　厚朴四兩炙　枳實四箇水浸炙令赤

右三味。以水三升半。煮取一升半。去滓。分二服。溫進一服。得吐者。止後服。

傷寒醫以丸藥大下之。身熱不去。微煩者。屬梔子

乾薑湯方二十九。

梔子十四箇擘　乾薑二兩

右二味。以水三升半。煮取一升半。去滓。分二服。一服得吐者。止後服。

凡用梔子湯。病人舊微溏者。不可與服之。

傷寒。醫下之。續得下利。清穀不止。身疼痛者。急當救裏。後身疼痛。清便自調者。急當救表。救裏宜四逆湯。救表宜桂枝湯。三十。並用前方

太陽病。過經十餘日。反二三下之。後四五日。柴胡證仍在者。先與小柴胡。嘔不止。心下急。一云嘔止小安。鬱

鬱微煩者為未解也可與大柴胡湯下之則愈方三十一

柴胡半斤　黃芩三兩　芍藥三兩

半夏半升洗　生薑五兩　枳實四枚炙

大棗十二枚擘

右七味以水一斗二升煮取六升去滓再煎取三升溫服一升日三服一方加大黃二兩若不加恐不為大柴胡湯

傷寒十三日不解胷脅滿而嘔日晡所發潮熱已而微利此本柴胡❶下之不得利今反利者知醫以

【校勘】

❶柴胡：本書《辨太陽病脉證并治中》「柴胡」下有「证」字。

丸藥下之。此非其治也。潮熱者。實也。先服小柴胡湯以解外。後以柴胡加芒消湯主之。方三十二。

柴胡二兩十六銖　黃芩一兩　人參一兩

甘草一兩炙　生薑一兩　半夏二十銖舊云五枚洗

大棗四枚擘　芒消二兩

右八味。以水四升。煮取二升。去滓。內芒消。更煮微沸。溫分再服。不解。更作。

傷寒十三日。過經讝語者。以有熱也。當以湯下之。若小便利者。大便當鞕。而反下利。脉調和者。知醫以丸藥下之。非其治也。若自下利者。脉當微厥。今

反和者。此為内實也。屬調胃承氣湯證。三十三。用前第九方

傷寒八九日。下之。胸滿煩驚。小便不利。讝語。一身盡重。不可轉側者。屬柴胡加龍骨牡蠣湯。方三十四。

柴胡四兩　龍骨一兩半　黄芩一兩半

生薑一兩半切　鉛丹一兩半　人參一兩半

桂枝一兩半去皮　茯苓一兩半　半夏二合半洗

大黄二兩　牡蠣一兩半熬　大棗六枚擘

右十二味。以水八升。煮取四升。内大黄。切如碁

子更煑一兩沸去滓温服一升本云柴胡湯今加龍骨等

火逆下之因燒針煩躁者屬桂枝甘草龍骨牡蠣湯方三十五

桂枝一兩去皮　甘草二兩炙　龍骨二兩

牡蠣二兩熬

右四味以水五升煑取二升半去滓温服八合日三服

太陽病脉浮而動數浮則為風數則為熱動則為痛數則為虛頭痛發熱微盜汗出而反惡寒者表

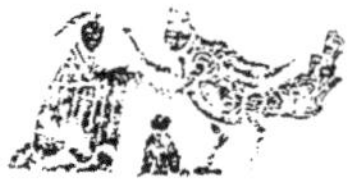

未解也醫反下之動數變遲膈内拒痛一云頭痛即眩胃中空虛客氣動膈短氣躁煩心中懊憹陽氣内陷心下因鞕則為結胸屬大陷胸湯證若不結胸但頭汗出餘處無汗劑頸而還小便不利身必發黄三十六用前第十方

傷寒五六日嘔而發熱者柴胡湯證具而以他藥下之柴胡證仍在者復與柴胡湯此雖已下之不為逆必蒸蒸而振却發熱汗出而解若心下滿而鞕痛者此為結胸也大陷胸湯主之用前方但滿而不痛者此為痞柴胡不中與之屬半夏瀉心湯

方三十七。

半夏半升洗　黄芩三兩　乾薑三兩

人參三兩　甘草三兩炙　黄連一兩

大棗十二枚擘

右七味，以水一斗，煑取六升，去滓，再煎取三升，温服一升，日三服。

本以下之，故心下痞，與瀉心湯。痞不解，其人渴而口燥煩，小便不利者，屬五苓散。方三十八。一方云：忍之一日乃愈。

猪苓十八銖去黑皮　白朮十八銖　茯苓十八銖

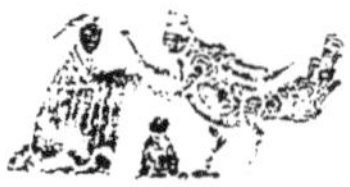

澤瀉一兩六銖　桂心半兩去皮

右五味爲散。白飲和服方寸匕。日三服。多飲煖水。汗出愈。

傷寒中風。醫反下之。其人下利日數十行。穀不化。腹中雷鳴。心下痞鞕而滿。乾嘔心煩不得安。醫見心下痞。謂病不盡。復下之。其痞益甚。此非結熱。但以胃中虛。客氣上逆。故使鞕也。屬甘草瀉心湯方三十九。

甘草四兩炙　黃芩三兩　乾薑三兩

半夏半升洗　大棗十二枚擘　黃連一兩

右六味以水一斗煑取六升去滓再煎取三升温服一升日三服有人參見第四卷中

傷寒服湯藥下利不止心下痞鞕服瀉心湯已復以他藥下之利不止醫以理中與之利益甚理中理中焦此利在下焦屬赤石脂禹餘粮湯復不止者當利其小便方四十

赤石脂一斤碎　太一禹餘粮一斤碎

右二味以水六升煑取二升去滓分温三服

太陽病外證未除而數下之遂恊熱而利利下不止心下痞鞕表裏不觧者屬桂枝人參湯方四十

一。

桂枝四兩別切去皮　甘草四兩炙　白朮三兩

人參三兩　乾薑三兩

右五味。以水九升。先煑四味。取五升。內桂。更煑取三升。去滓。溫服一升。日再夜一服。

下後不可更行桂枝湯。汗出而喘。無大熱者。屬麻黃杏子甘草石膏湯。方四十二。

麻黃四兩去節　杏仁五十箇去皮尖　甘草二兩炙

石膏半斤碎

右四味。以水七升。先煑麻黃。減二升。去上沫。內

諸藥煑取三升去滓温服一升本云黄耳杯

陽明病下之其外有熱手足温不結胷心中懊憹飢不能食但頭汗出者屬梔子豉湯證四十三用前第七初方

傷寒吐後腹脹滿者屬調胃承氣湯證四十四用前第九方

病人無表裏證發熱七八日脉雖浮數者可下之假令已下脉數不解今熱則消穀喜飢至六七日不大便者有瘀血屬抵當湯方四十五

大黄三兩酒洗　桃仁二十枚去皮尖　水蛭三十枚熬

䗪蟲去翅足三十枚熬

右四味，以水五升，煑取三升，去滓，温服一升，不下，更服。

本太陽病，醫反下之，因爾腹滿時痛者，屬太陰也，屬桂枝加芍藥湯方。四十六。

桂枝三兩，去皮　芍藥六兩　甘草二兩，炙

大棗十二枚，擘　生薑三兩，切

右五味，以水七升，煑取三升，去滓，分温三服。本云桂枝湯，今加芍藥。

傷寒六七日，大下，寸脉沈而遲，手足厥逆，下部脉

不至喉咽不利。唾膿血。泄利不止者。為難治。屬麻黄升麻湯方四十七。

麻黄二兩半去節　升麻一兩六銖　當歸一兩六銖

知母十八銖　黄芩十八銖　萎蕤十八銖一作昌蒲

芍藥六銖　天門冬六銖去心　桂枝六銖去皮

茯苓六銖　甘草六銖炙　石膏六銖碎綿裹

白术六銖　乾薑六銖

右十四味。以水一斗。先煑麻黄一兩沸。去上沫。内諸藥。煑取三升。去滓。分溫三服。相去如炊三斗米頃。令盡。汗出愈。

傷寒本自寒下。醫復吐下之。寒格更逆吐下。若食入口。即吐。屬乾薑黃芩黃連人參湯方四十八。

乾薑　黃芩　黃連　人參各三兩

右四味。以水六升。煮取二升。去滓。分溫再服。

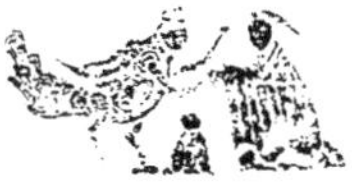

傷寒論後序

夫治傷寒之法。歷觀諸家方書。得仲景之多者。惟孫思邈。猶曰見大醫療傷寒惟大青知母等諸冷物投之。極與仲景本意相反。又曰。尋方之大意。不過三種。一則桂枝。二則麻黄。三則青龍。凡療傷寒不出之也。嗚呼。是未知法之深者也。奈何仲景之意。治病發於陽者。以桂枝生薑大棗之類。發於陰者。以乾薑甘草附子之類。非謂全用温熱藥。蓋取素問辛甘發散之說。且風與寒。非辛甘不能發散之也。而又中風自汗。用桂枝。傷寒無汗。用麻黄。中

風見寒脉傷寒見風脉用青龍若不知此欲治傷寒者是未得其門矣然則此之三方春冬所宜用之若夏秋之時病多中暍當行白虎也故陰陽大論云脉盛身寒得之傷寒脉虚身熱得之傷暑又云五月六月陽氣已盛為寒所折病熱則重別論云太陽中熱暍是也其人汗出惡寒身熱而渴白虎主之若誤服桂枝麻黄輩未有不黄發斑出脱血而得生者此古人所未至故附于卷之末云

方劑索引

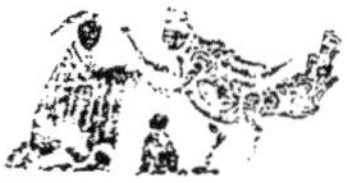

二畫

十棗湯　一五四，三七九

三畫

大青龍湯　九〇，三〇五

大承氣湯　一九〇，二四〇，二四一，三三六，三五四，三六九，四一七

大柴胡湯　一一七，一四四，三三四，三五八，四二五

大陷胸丸　一四一

大陷胸湯　一四三，三八一，四一三

大黃黃連瀉心湯　一五五，四一五

小青龍湯　九二，三〇八

小建中湯　一一六

小承氣湯　一九一，二六一，三五五，三七七，四一九

小柴胡湯　九〇，一一四，一四九，一九九，二一三，二六二，二七五，三〇六

小陷胸湯　一四五

四畫

五苓散 一〇五，一四七，二〇七，二六八，三一一，三三一，四三〇
文蛤散 一四七

五畫

去桂加白朮湯 一六七
甘草附子湯 一六八
甘草乾薑湯 六八，三二五
甘草湯 二三三
甘草瀉心湯 一五八，三五六，四三一
四逆加人參湯 二六八
四逆散 二三八
四逆湯 六九，一一二，一九八，二四一，二五四，二七一，二九九，三二六，四一九
生薑瀉心湯 一五七，三三三
白虎加人參湯 六五，一六三，一九六，三二三，四一六
白虎湯 一六九，一九五，二五二，四一八
白通加猪膽湯 二三六
白通湯 二三五
白散 一四七
白頭翁湯 二五九
瓜蒂散 一六二，二五四
半夏散及湯 二三五

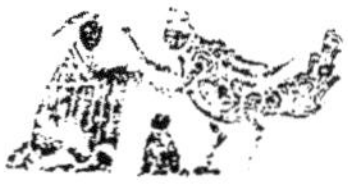

半夏瀉心湯　一五三，四二九

六畫

芍藥甘草附子湯　一〇三，三三〇
芍藥甘草湯　六八，三二五
竹葉石膏湯　二七六

七畫

赤石脂禹餘糧湯　一五九，四三二
抵當丸　一三〇，三七五
抵當湯　一二九，二〇四，三七四，四三四
吴茱萸湯　二〇六，二三二，二六二
牡蠣澤瀉散　二七五
附子湯　二三一
附子瀉心湯　一五六

八畫

苦酒湯　二三四
炙甘草湯　一七〇

九畫

茵陳蒿湯　二〇三，三七五
茯苓甘草湯　一〇五，二五五
茯苓四逆湯　一〇三，四一〇
茯苓桂枝甘草大棗湯　一〇一，三二九
茯苓桂枝白术甘草湯　一〇二，四〇九
枳實梔子豉湯　二七四
梔子甘草豉湯　四一〇
梔子生薑豉湯　四一〇，四一一

梔子蘗皮湯 二一一
梔子厚朴湯 一〇九，四二三
梔子乾薑湯 一〇九，四二四
梔子豉湯 一九六，二六一，四一〇
厚朴生薑半夏甘草
人參湯 一〇二，三三〇

十畫

真武湯 一一〇，二三七，三三二
桂枝二麻黄一湯 六三，三二二
桂枝二越婢一湯 六五
桂枝人參湯 一六一，四三二
桂枝去芍藥加附子湯 六一，四二一
桂枝去芍藥加蜀漆牡蠣
龍骨救逆湯 一二三
桂枝去芍藥湯 六〇，四二〇
桂枝去桂加茯苓
白术湯 六七，四〇七
桂枝甘草湯 一〇〇，三二九
桂枝甘草龍骨
牡蠣湯 一二六，四二八
桂枝加大黄湯 二二〇
桂枝加芍藥生薑各一兩
人參三兩新加湯 九九，三二七
桂枝加芍藥湯 二二〇，四三五
桂枝加附子湯 六〇，三二一
桂枝加厚朴
杏子湯 九四，二九七，四二三
桂枝加桂湯 一二六，三〇一

桂枝加葛根湯　五八，三〇二
桂枝附子湯　一六七
桂枝麻黄各半湯　六二，四〇七
桂枝湯　五六，九三，二〇二，二一九，二六〇，二七〇，二九四，三二二，三八三，四〇八
桔梗湯　二三四
桃花湯　二三二
桃核承氣湯　一二〇，三七九
柴胡加芒消湯　一一九，四二六
柴胡加龍骨牡蠣湯　一二一，四二七
柴胡桂枝乾薑湯　一五一，四一四
柴胡桂枝湯　一五〇，三一〇，三三七
烏梅丸　二四九
通脉四逆加猪膽湯　二七一
通脉四逆湯　二三七，二五九

十一畫

理中丸　二六九，二七六
黄芩加半夏生薑湯　一六五
黄芩湯　一六五
黄連阿膠湯　二三〇
黄連湯　一六六
乾薑附子湯　九九，四〇九
乾薑黄芩黄連人參湯　二五七，四三七
猪苓湯　一九七，二三九

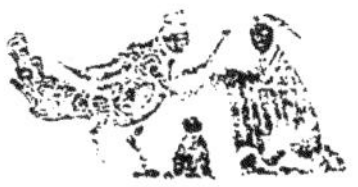

猪膚湯　二三三
麻子仁丸　二〇八
麻黃杏子甘草石膏湯　一六〇，三二八，四三三
麻黃杏仁甘草石膏湯　一〇〇
麻黃附子甘草湯　二三〇，三一〇
麻黃升麻湯　二五六，四三六
麻黃連軺赤小荳湯　二一二
麻黃細辛附子湯　二二九
麻黃湯　八九，二〇〇，二九六，三二六
旋覆代赭湯　一六〇，四一四

十二畫及以上

葛根加半夏湯　八七，三〇三
葛根黃芩黃連湯　八八，三〇四，四二一
葛根湯　八六
當歸四逆加吴茱萸生薑湯　二五三
當歸四逆湯　二五二，三五六
蜜煎方　二〇一，三三五
蜜煎導（方）　三五七
調胃承氣湯　六九，一〇四，一八九，三二五，三八二，四一二
燒裩散　二七四